心理自疗课

The DBT® Solution for Emotional Eating

告别
情绪性进食的
DBT®方法

著 ［美］黛博拉·L·赛飞　Debra L. Safer

　　　［美］萨拉·阿德勒　Sarah Adler

　　　［加］菲利普·C·马森　Philip C. Masson

主译 陈 珏　朱卓影

上海科学技术出版社

图书在版编目 (CIP) 数据

告别情绪性进食的 DBT 方法 /（美）黛博拉·L·赛飞
（Debra L. Safer），（美）萨拉·阿德勒（Sarah Adler），
（加）菲利普·C·马森（Philip C. Masson）著；陈珏，
朱卓影主译 . —上海：上海科学技术出版社，2019.8（2024.6 重印）
（心理自疗课丛书）
ISBN 978-7-5478-4421-2

Ⅰ.①告…　Ⅱ.①黛…　②萨…　③菲…　④陈…　⑤朱
…　Ⅲ.①精神疗法　Ⅳ.①R749.055

中国版本图书馆 CIP 数据核字 (2019) 第 130856 号

First published in English under the title
The DBT® Solution for Emotional Eating: A Proven Program to Break the Cycle
of Bingeing and Out-of-Control Eating
by Debra L. Safer, Sarah Adler and Philip C. Masson
Copyright © 2018 The Guilford Press
A Division of Guilford Publications, Inc.
Published by arrangement with The Guilford Press
DBT® is a trademark of Marsha M. Linehan

DBT®是玛莎·M·林纳涵（Marsha M. Linehan）的注册商标。
玛莎·M·林纳涵未参与本书著作

上海市版权局著作权合同登记号　图字：09-2018-1038号

告别情绪性进食的DBT®方法

著　　［美］黛博拉·L·赛飞（Debra L. Safer）　　［美］萨拉·阿德勒（Sarah Adler）
　　　　［加］菲利普·C·马森（Philip C. Masson）

主译　陈　珏　朱卓影

上海世纪出版（集团）有限公司
上 海 科 学 技 术 出 版 社　出版、发行
（上海市闵行区号景路 159 弄 A 座 9F-10F）
邮政编码 201101　www.sstp.cn
上海盛通时代印刷有限公司印刷
开本 787×1092　1/16　印张 16.25
字数 270千字
2019年8月第1版　2024年6月第9次印刷
ISBN 978-7-5478-4421-2 / R·1834
定价: 58.00元

_____

内容提要

本书是一本写给情绪性进食患者的，关于"接受"和"改变"自我，从而"正视"并"改善"情绪性进食的图书。

DBT®，即辩证行为治疗（dialectical behavior therapy），是国际临床心理学实践中被广泛应用的一种治疗方法，由美国心理学家玛莎·M·林纳涵（Marsha M. Linehan）创立。本书以课程的方式介绍了 DBT® 方法用于情绪性进食的理论基础及相关技能，包括停止情绪性进食的方法、如何制订计划并实现目标、辩证思维和正念在改善情绪性进食上的优势、自我掌控情绪、增加积极情绪及防止情绪性进食复发等，同时在每课中配以大量练习，帮助读者理解并实践该课的要点。按顺序阅读并跟随练习，将帮助情绪性进食患者认识情绪与进食两者的关系，找到属于自己的"接受"和"改变"之间的平衡点，成为自己的情绪和饮食的真正的"掌控者"。

本书的读者对象为情绪性进食患者，如习惯通过进食排解压力或负面情绪的人，同时也可供心理咨询师、心理治疗师等相关从业人员学习参考。

译 者

主译：

陈　珏　朱卓影

译者（按照姓氏拼音排序）**：**

高　睿　郭　垒　韩　慧　赵文清　郑毓鸪

翻译团队：

上海市精神卫生中心（SMHC）进食障碍诊治中心
辩证行为治疗（DBT）治疗与研究团队

SMHC 进食障碍诊治中心成立于 2017 年 9 月 1 日，是国内首个"进食障碍诊治中心"、上海市精神卫生中心的特色亚专科，诊治中心负责人陈珏主任带领团队致力于进食障碍的诊治、研究教学培训和科普工作。其中的 DBT 治疗与研究团队，负责 DBT 相关培训、治疗和研究，目前面向全国专业人员开展的培训有"中美 DBT 培训项目"。团队已与美国加州大学圣地亚哥分校（UCSD）进食障碍中心建立教学培训合作，与美国斯坦福大学医学院精神病学与行为科学系进食障碍项目组建立治疗与研究合作。期待未来SMHC 进食障碍诊治中心 DBT 治疗与研究团队将有更多成果分享给读者。

致　谢

感谢上海市公共卫生体系建设三年行动计划高端海外研修团队项目（GWTD2015509）对 DBT 引进及翻译出版本书给予的资助与支持。

作　者

黛博拉·L·赛飞（Debra L. Safer），医学博士，斯坦福大学医学院精神病学与行为科学系副教授，斯坦福成人进食与体重障碍诊所共同主任。

萨拉·阿德勒（Sarah Adler），心理学博士，斯坦福大学医学院精神病学与行为科学系临床助理教授，私人执业的临床心理学家。

菲利普·C·马森（Philip C. Masson），博士，韦仕敦大学临床心理学副教授，也是在加拿大安大略省伦敦市执业的心理学家。

赛飞、阿德勒以及马森博士已经使用 DBT 和其他循证方法治疗超过 1000 名有饮食和体重问题的成人和青少年。

中文版序

作为一名资深吃货，终日忐忑于体重腰围，对于为《告别情绪性进食的 DBT® 方法》（Safer、Adler and Masson, 2018）写序颇感压力，同时也有先睹为快和偷师的窃喜。

以个人体验而言，改变与食物的关系的确是世界上最难做到的事情之一。坦白地说，在世界上尚有数以亿计的人们为下一顿饭的着落犯愁的时代，本书谈论的暴食症似乎还没进入亟须解决的问题名单，患者的痛苦并不广为人知，或获得应有的关注与同情，而更多被视为一种生活方式的选择。我们还不知道暴食症或更大范围上"进食障碍"的病因，但显然其受到诸多因素的影响，包括来自文化、家庭、同伴的压力，导致曾经以为是白人女性独有的这种病症被发现广泛存在于任何族群和文化背景的人群中，其中包括 5% ～ 10% 的男性。相当一部分患者从来不寻求治疗，且进食障碍很少自行消失，如果不治疗，可能会对患者的躯体和心理状况造成极为严重的损害。而在大多数情况下，治疗可以发挥作用，尽管这可能是一个困难的过程，不一定立竿见影，而且需要患者和家人的积极配合与参与。

本书所述的辩证行为治疗（dialectical behavior therapy，DBT）就是一种可以帮助暴食症患者的非药物治疗，一种很好的心理治疗方法。DBT 作为认知行为治疗的一个变种，由美国心理学家玛莎·M·林纳涵（Marsha M. Linehan）创立，发展至今已有 30 年。DBT 基于"生物社会"理论，综合了情绪调节及现实检验的认知行为技术和主要来源于冥想的正念觉知。作为原本用于边缘型人格障碍的一种循证心理治疗方法，现在它也被用来治疗情绪障碍、创伤后应激障碍、自杀自伤、物质依赖和本书主题暴食症。考虑到大多数暴食症患者并未严重到需要住院治疗，也出于隐私性和经济性的考虑，学习自助的方式可以帮助更多的人。本书介绍了 DBT 的三个基本模块：正念、情绪调节和痛苦忍受，并辅之以实证研究的结果，可以极大鼓舞参与者的信心，鼓励他们去理解自身与食物的关系，观察自己的真实感受，关注情绪失调与暴食之间的联系。通过以辩证思维取代"非黑即白"的僵化思维模式，在"接受"和"改变"之间找到平衡，使人们在接受自己的同时，认识到停止暴食的需要。不同于传统的治疗师主导的治疗，这本书力图帮助人们成为自己的教练。非常具体的学习内容、案例分析，加上技能训练，佐以每章后的练习和家庭作业，使本书生动活泼，循序渐进，让人不忍释卷。

本书主译陈珏博士和她的心身科团队多年来致力于进食障碍的临床治疗和病理机制研究。作为心身医学特色专科和进食障碍诊治中心负责人，陈珏博士 2016 年在美国加州大学圣地亚哥分校（UCSD）学习世界上最新的饮食失调治疗方法之一，即适用于暴食症和神经性贪食症的辩证行为治疗，并于 2017 年 10 月邀请了 UCSD 进食障碍中心专家为我国精神卫生与心理学界的 130 余名专业工作者开展了为期五天的 DBT 培训，之后又在进食障碍诊治中心对门诊贪食症患者开展 DBT 团体技能训练，得到了工作人员和患者的普遍认可。另一方面，国内目前尚缺乏有经验、有资质的 DBT 治疗师和 DBT 督导师，DBT 的研究也仅处在萌芽阶段。有鉴于此，她和团队决定将黛博拉·L·赛飞博士等的 *The DBT® Solution for Emotional Eating* 翻译成中文。这本自助治疗方法图书的出版无疑将推动 DBT 本土化研究，促进 DBT 在中国人群治疗中疗效证据的产生。

希望通过学习这本书来减肥的人恐怕不能如愿，但它将帮助你建立更积极的体验及人际关系，获得对自我的更好了解和掌控，坦然接受生活的本来面貌，提高幸福感和自信心。希望所有人都能够读一读这本书，通过反复练习和温习，定能获益良多。

在本书接近结尾处，看到这样一段话，在 2018 年的最后一天，也将它作为我的祝愿吧："这个课程实际上是教你一种新的存在于和回应世界的方式。我们希望你能运用所学到的技能来帮助自己以这种新的方式继续生活。"

徐一峰
上海市精神卫生中心
2018 年 12 月 31 日于上海

中文版前言

是什么促成了本书中文版出版？

陈珏博士在中国从事神经性厌食症、神经性贪食症和暴食症的治疗已有 20 多年。她一直致力于在中国为患者提供最好的治疗。2016 年，她前往斯坦福大学（Stanford University）和加州大学圣地亚哥分校（UCSD），学习世界上两种最新的饮食失调治疗方法：神经性厌食症基于家庭的治疗（FBT），以及适用于暴食症和神经性贪食症的辩证行为治疗（DBT）。在斯坦福大学的时候，她遇到了 DBT 专家黛博拉·L·赛飞博士。2018 年，陈珏博士回到斯坦福大学后，她和赛飞博士再次相遇。当时，陈博士已经受上海科学技术出版社的邀请，准备将赛飞博士及其同事最近出版的 *The DBT® Solution for Emotional Eating*（Safer, Adler, Masson, 2018）翻译成中文。

最新的中国调查结果（《中国进食障碍防治指南》，2015）显示，中国进食障碍患病率呈增高趋势，由此陈珏博士和赛飞博士坚信出版本书中文版具有重要意义。陈博士的研究还表明，压力和负面情绪与进食障碍有关（陈珏，2012）。更重要的是，赛飞博士和她的同事已经发展出有效的、基于实证结果的 DBT 自助治疗方法来减少暴食。而目前在中国还没有针对暴食症或神经性贪食症的自助治疗方法，这让陈珏博士和赛飞博士感觉到这本书将会对中国的患者有帮助。陈珏博士和赛飞博士非常感谢上海科学技术出版社的鼓励和支持，没有出版社的协助，本书出版是不可能的。这些由陈珏博士发起的努力与协调最终促成了读者现在阅读的译本。

什么是情绪性进食？什么是暴食？

情绪性进食是指主要为了缓解情绪不适而不是生理饥饿而进食。暴食包括吃东西的时候对吃什么和吃多少失去控制感。要被诊断为暴食症或神经性贪食症，进食的食物量通常至少是正常饮食的 2～3 倍。举个例子，尽管你已经不饿了，你仍然买至少两大包饼干或者几袋坚果，并在晚上全吃完。你的胃可能会吃到疼，但你还是会继续吃。暴食症还包括吃少量食物，但伴随失控感，这被称为"主观性"暴食。在暴食过程中，你可能会感到放松或快乐，但之后你很大程度上会因自己的失控而感到后悔、自我批评和羞愧。也就是说，情绪性进食包括暴食，也包括不伴失控感的进食（量或大或小）。

我有希望停止情绪性进食或暴食吗？

我们有研究证明，这本书可以教你停止或显著减少暴食或情绪性进食的技能。这本书可以单独使用，也可以在指导者的帮助下使用。这个指导者可以是某个家庭成员，如你的父亲或母亲，或其他你感觉能接受你的亲属（这样你会感觉你可以对他们坦诚），他们会鼓励你不要放弃。或者，指导者可以是治疗师，尽管这不是必需的。重要的是，要选择一个能帮助你的指导者，定期阅读章节，完成作业，练习书中所教的技能。这个课程需要努力，有时你会失去动力，这是正常的。改变你与食物之间的关系可能是最重要也是最难的事情之一。如果你知道你是这样的人——会在他人的督促和支持下受益，我们建议你在使用本书时找一个指导者。

我能通过这个课程减肥吗？

因为我们跟很多因超重而烦恼的患者一起工作，所以我们对这个问题非常熟悉。问题是，节食不仅长期效果不佳——减肥后的体重不仅会反弹，而且还会增加体重，并且节食本身还会使本已紊乱的进食问题恶化。即使紊乱状况在节食的过程中得到了暂时改善，但如果遵循过于严格的饮食计划，你将没有机会真正学习和实践这些技能。我们的经验及建议是聚焦于长期效果，将停止暴食作为你完成这个课程的首要目标。停止暴食本身就意味着体重下降。

如果我得了神经性厌食症怎么办？这个课程能帮助我吗？

我们还没有验证这个课程对神经性厌食症的有效性。如果你患有神经性厌食症，我们建议你去进食障碍专家那里进行评估。对于神经性厌食症，不建议进行自助治疗。

这本书是用心为你翻译的。我们真诚地向你致以最美好的祝愿，希望这本书能帮助你获得和食物之间更健康、更快乐的关系！

送上祝福！

黛博拉·L·赛飞（Debra L. Safer） 医学博士

斯坦福大学医学院精神病学与行为科学系副教授

斯坦福成人进食与体重障碍诊所共同主任

401 Quarry Road, Standford CA

94305　USA

——

陈珏 医学博士，主任医师

上海交通大学医学院附属精神卫生中心

上海市精神卫生中心

临床心理科主任

进食障碍诊治中心负责人

宛平南路 600 号

中国上海　200030

参考文献

[1] Chen J, Wang Z, Guo B, et al. Negative affect mediates effects of psychological stress on disordered eating in young Chinese women [J]. PLoS One. 2012; 7(10): e46878. doi: 10.1371/journal.pone.0046878. Epub 2012 Oct 5.

[2] Safer DL, Adler S, Masson P. The DBT® solution for emotional eating: a proven program to overcome bingeing and out-of-control eating [M]. New York: Guilford Press, 2018.

[3] Lock J, Le Grange D. Treatment manual for anorexia nervosa: a family-based approach [M]. 2nd edition. New York: Guilford Press, 2015.

[4] Wang X, Wang G. Chinese prevention and treatment guidelines of eating disorders [M]. Beijing: Chinese Medical Electronic Phonotape Videotape Press, 2015.

致 谢

对于在本书成书过程中给予帮助的各位，我们表示深切的感谢，其中包括参与了各项研究的治疗师和研究者们［特丽萨·伊丽莎白·肯尼（Therese Elizabeth Kenny），治疗师；克里斯多夫·W·辛格尔顿（Christopher W. Singleton），治疗师；克里斯汀·冯·兰森（Kristin von Ranson），博士，研究员；杰奎琳·卡特–梅杰（Jacquelyn Carter-Major），博士，研究员］，为这本手册提供了服务的研究助理［萨拉·帕哈利托（Sarah Pajarito），硕士；汉娜·富山（Hannah Toyama）］，以及多年来协助该项目的博士生［包括劳雷尔·华莱士（Laurel Wallace），博士；爱丽娜·柯兰德（Alina Kurland），硕士］。我们还想向临床社工克雷格·福特（Craig Forte）表达衷心的感谢，感谢他作为辩证行为治疗（DBT）顾问所具有的扎实的专业素养以及乐于分享的精神，他作为智囊提供了许多建议，尤其是将较为抽象的 DBT 概念转换成日常用语，对我们而言异常宝贵。

我们还要诚挚地感谢玛莎·M·林纳涵（Marsha M. Linehan）博士。她以自身的敬业精神激励我们，并鼓励我们对这份 DBT 专业手册的自助版进行测试并收集数据。同时，我们非常感谢克里斯蒂·F·塔奇（Christy F. Telch）博士，她的原创研究不断地给我们以灵感。她针对暴食症所发展的 DBT 治疗是我们早期的治疗师手册以及这本自助版图书的基础。我们也很荣幸得到了来自吉尔福德出版社的专业指导，特别是来自凯蒂·摩尔（Kitty Moore）和克里斯汀·M·本顿（Christine M. Benton）这两位充满活力的责任编辑的帮助。他们两人的才能、对工作的投入，以及对这个课程于遭遇情绪性进食之苦人群的价值的坚定不移的信念，给了我们不可或缺的助益。

最后，我们要感谢这些年来参与我们这项治疗研究的每个患者。若没有你们，这本书无法变为现实。

　　我要衷心感谢我的丈夫亚当，女儿佐伊，父母丹和伊莱恩，公婆斯坦利和苏珊，叔叔霍华德，以及阿姨玛琳，感谢他们的爱和支持。

黛博拉・L・赛飞（Debra L. Safer）

　　我很感谢我的家人，他们容忍我将很多时间投入到这个项目中；我还要感谢我的患者，他们信任我，邀请我进入他们的生活。

萨拉・阿德勒（Sarah Adler）

　　我要感谢我的母亲帕特丽西亚给予我源源不断的支持，并且非常感激我的伴侣阿什利对我坚定不移的爱和鼓励，并将永远感谢我一路走来遇到的所有老师、督导和朋友们。

菲利普・C・马森（Philip C. Masson）

＊　＊　＊

目 录

本书的购买者可以使用微信"扫一扫",扫描下方二维码,关注"上海科学技术出版社有限公司",点击"告别情绪性进食的 DBT 方法"图文信息,阅读、下载并打印日记卡、行为链分析表格、降低情绪心念脆弱性的相关步骤记录表,以及增加积极事件记录表的原始图片,用于个人或者给来访者进行练习。

引 言

"我的进食已经失控了。"

"我好像从来没有感到饱过。"

"有时候我会控制进食，有时候我又会失控。像是有一个开关，时而打开、时而关上。"

"当我被情绪压倒时，我感到自己**必须**吃东西。"

我们与食物的关系会对我们的生活质量产生重大影响。这种关系具体说起来很复杂。简而言之，食物是我们身体所需的燃料，让我们得以存活。但同饮食失控抗争过的人都知道，事实并非那么简单。从心花怒放到悲痛万分，饮食与各种各样的情绪紧密相连。如果你已经拿起这本书，那你与食物的关系很有可能正在阻止你过自己想要的生活，而你正在寻找帮助自己的方法。

欢迎使用情绪性进食的 DBT 解决方法

欢迎你参加本课程。本书的三位作者都是治疗进食障碍患者的专业工作者。黛博拉·赛飞（Debra Safer）是斯坦福大学的精神科医生，萨拉·阿德勒（Sarah Adler）是斯坦福大学的临床心理学家，菲利普·马森（Philip Masson）是加拿大安大略省伦敦健康科学中心的临床心理学家。在我们作为心理治疗师培训期间，我们每个人都了解到一种名为辩证行为治疗（DBT）的心理治疗方式，并对其留下了特别深刻的印象。该疗法由玛莎·林纳涵（Martha Linehan）开发，让患者学习如何管理他们的情绪，甚至是压倒性的情绪。我们每个人都完成了 DBT 的培训，并且针对如何通过 DBT 原理来了解与食物相关的情绪开展了研究。

本书介绍的是一种特殊形式的 DBT，我们将其应用于一些难以控制饮食的患者，并对该方式进行了测试。多年来，我们已经在超过一千名患者中使用过这个方法。我们很高兴能将积累下来的宝贵经验提供给你，为你带来帮助。

这个课程是否适合你？

当患者来到我们的诊所时，我们做的第一件事，就是让他们告诉我们，是什么促使他们前来见我们。多年来，患者们使用过各种各样的词汇来描述自己与进食相关的困难，其中包括：

- 暴食
- 情绪化进食
- 强迫性过度进食
- 压力性进食
- 过度进食
- 进食成瘾
- 安慰性进食
- 饮食失控

我们不会过于关注具体的术语或标签，因为我们真正关注的是患者正在痛苦中煎熬并需要帮助。无论你是否用以上这些术语来描述你同食物的关系，或是对此有不同的想法，我们建议你考虑以下患者们的描述在多大程度上适用于你的情况？

- "我有些不对劲。我不像其他人那样，他们饿的时候就吃，饱了就会停下来。我从不满足于正常的食量。我总是想要吃得更多。"
- "似乎食物总是在呼唤我。仅仅尝尝味道对我而言是不可能的。"
- "在暴饮暴食的时候，有时我会觉得自己处于恍惚的状态，之后我会感觉很糟糕。我会感到尴尬、沮丧、害怕、疲惫、生气以及羞愧——只要你能想到的情绪体验我都有。我发誓我会停下来，而且再也不会这样做了。我甚至将擦眼泪的纸巾留在地板上提醒自己。但到了第二天，我将纸巾踏在脚下，重新开始暴食。也许我会停下来一段时间，但或早或晚，我总是会再次陷入暴饮暴食。"

- "我听到过很多关于对食物'上瘾'的事情。我想可能自己也沉迷于某些食物。"
- "我都不知道自己是否真的喜欢食物。食物让我感到害怕，但我似乎需要它们来应对生活中的问题。我不是通过吃东西自我安慰，而是转移注意力，让自己变得麻木。"
- "我真的很害怕，不知道自己的饮食有多不健康，以及它在多大程度上给我的身体造成了伤害。"
- "我担心如果继续乱吃乱喝，我就无法发挥自身的潜力，就永远不会获得真正的幸福，或与自己和平相处。"
- "我想知道，我真的可以改变吗？我知道一切需要改变的理由，但我已经尝试了太多次，从来没有什么东西像食物那样给我带来那么好的感觉。我不知道自己是否有动力去改变。"

如果这些描述听起来很熟悉，那么这个课程就是为你量身打造的，就如安吉拉、约翰和莱蒂西亚一样。

安吉拉

"我知道我是一个情绪化进食者。我很少因为身体真的感到饥饿而吃东西。当我感受到压力时，食物能安抚我的情绪；当我生气时，食物能使我平静下来并分散我的注意力；当我感到快乐时，进食给我奖励。我觉得无论我怎么努力，或者如何告诉自己我会为此后悔，都无法抗拒过度进食的冲动。当我的过度进食转变成暴食时，我往往会感到身体不适。我无法告诉你有多少次我已经答应自己停下来，但后来又重蹈覆辙。别人似乎能够通过进食以外的方式来处理难以应对的事情。那我为什么不能呢？我感觉自己被困住了，寸步难行！"

约　翰

"我就是缺乏自制力。我完全弄不明白自己是怎么开始的。我可能只是在家里看着电视，然后突然间就吃掉了一整盒冰激凌。当时没有任何特殊的事情发生，暴食看起来似乎只是一个坏习惯，是当我感到无聊并想放松时深陷其中的东西。我不知道自己出了什么问题。我可以让自己改正其他坏习惯，但对于改变暴食这个习惯，我感到无能为力。"

莱蒂西亚

"我一生都在为自己的体重而挣扎。我喜欢吃，我似乎没有任何自控力，特别是面对某些食物。碳水化合物是我的敌人！即使我已经决定不多吃，但一旦吃到了计划外的食物，我便会放弃并且搞砸整个计划。就好比说，面包篮上桌之后，我尝了一片，接着我似乎就停不下来了。或者说，不管什么事，一旦脱离正轨，我似乎就会彻底失控。事情总是非黑即白——我要么正在节食，要么彻底放弃。我无法忍受让这种挣扎操控我的生活。我不知道如何才能正常进食。"

如果你在安吉拉、约翰或莱蒂西亚的故事里看到了自己的影子，这个课程会非常适合你。你可以从他们的经验中得到很多的帮助，我们将在整本书中为你呈现他们是如何使用这个课程改变了他们的饮食行为，从而提升了他们的生活质量。他们的故事是糅合而成的，代表了我们合作过的一些患者的共同经历，我们对全部内容进行了匿名处理，以保护他们的隐私。你也会读到一个患者的练习和家庭作业，她叫凯特，她很慷慨地授权我们使用她的内容（虽然任何可识别的细节，包括她的名字，都已经进行了修改）。

为什么选择 DBT？

DBT 是一项经过广泛研究，被证实有效的治疗方式，通过教授实用而有效的技能，帮助在情绪控制方面存在困难的人们。

多年来，我们的患者告诉我们，他们经常在有不适感时通过暴食行为进行应对，该行为通常被定义为失控进食。他们告诉我们，暴食往往发生于他们与爱人发生意见分歧后、在一天的紧张工作后、在家里感到孤独和无聊时、在试穿了不合身的衣服后、在他们生病或疼痛时，甚至在非常顺利的一天结束时（兴奋的感受也会让人觉得不舒服）。尽管他们向我们描述的具体情况各异，但这些事件都会引发难以忍受甚至无法承受的生理感觉。一些患者能够将这些感觉识别为情绪——例如感到受伤、愤怒、快乐、羞耻、绝望、焦虑和／或渴望。一些患者不太了解自己的情绪，也许只能回想起自己曾感到过不安或者不适。其他参与者在开始我们的课程之前，完全感受不到自身的情绪。根据此课程中使用的 DBT 模型，暴食行为被用作一种减轻不适感，或暂时减少或回避不舒服的感受的方法。然而，长远来看，用食物作为一种逃避方式会导致更深的遗憾、难过和羞耻感，降低患者的自信心并增加其再次在痛苦时通过食物解决问题的可能性。

这是不是听起来很熟悉？

这个用于暴食的 DBT 自助课程主要针对你的感受和进食冲动之间的关系，这种冲动可能会干扰你的生活。你将学习三个模块或类别的 DBT 技能：**正念、情绪调节和痛苦忍受**。

这些模块彼此相关。**正念**技能将帮助你增加觉察能力，理解自己进食的原因并做出调整，这样一来，当感到压力时，你可以选择比进食更有效的行为。**情绪调节**不仅涉及接受情绪，还涉及学习影响你的情绪，使自己变得不那么容易受到不舒服情绪的影响。**痛苦忍受**会教你一些技能，以新的方式来处理不舒服的感受，让你有时间进行反思并做出更好的选择。

在完成此课程后，你将拥有很多应对自身情绪的技能。这将改变你和食物的关系，帮助你过上更健康、更快乐的生活。

正如我们在上文中提到的，DBT 拥有大量支持性的研究数据，其效果在许多不同的疾病和问题行为中都得到了证实，但我们的研究仅是针对问题性进食患者的疗效（相关研究的详情请见附录）。在我们早期的工作中，我们将得到的经验总结成治疗师手册（与 Christy Telch 及 Eunice Chen 合著），使从研究成果中提炼出的治疗方法可供其他治疗师和临床研究人员使用。

随后，为了推广这个治疗方法，我们编写了这个自助版本，这样人们就可以借助本书，通过自己（单纯自助）或在治疗师的帮助下（指导式自助）学习这些技能。许多由治疗师提供指导的自助手册未经过研究测试，因此，我们特别设计了一项研究，让 60 名患者在治疗师的指导下使用这本书，取得了可喜的效果。

- 13 周后，使用该课程的人中，40% 的人（其中 50% 的人完成了该课程）完全停止了暴食，而在那些尚未开始使用该课程的人中，只有 3% 的人完全停止暴食。
- 6 个月后，在那些已经停止暴食的患者中，几乎 70% 的人依旧没有出现暴食。
- 即使那些没有完全停止暴食的患者，也都明显地减少了暴食的次数。

那么，我们是不是在说，使用本书是你解决暴食相关问题的唯一希望？绝非如此（见第 7 页方框内的内容）。

如果你不认为自己暴食，也不认为自己是通过食物来安抚情绪，那怎么办？

迄今为止，本课程最佳的研究证据证明了其在已被诊断为暴食症的患者以及正在接受心理治疗的神经性贪食症患者中的有效性。我们正在使用本课程的自助和指导式自助版本，开展其他研究。

根据美国精神病学协会的 *Diagnostic and Statistical Manual of Mental Disorders, 5th Edition*（《精神障碍诊断与统计手册》），暴食发作主要包括进食量大于大多数人在相似时间段内的进食量并感觉失控。并且，暴食必须持续几个月才能诊断。同样的，神经性贪食症也表现为持续数月的进食失控，合并有呕吐或使用泻药，以避免进食导致的体重增加等行为。但正如我们之前所说，我们不会过分关注标签，如果你从未被诊断为以上疾病，并且对你的问题存在不同的看法，你仍然可以从这项课程中受益。"暴食"这个词并不能引起所有人的共鸣。有时候人们将自己和食物相关的问题称为"情绪化进食"。另外一些人会描述一种模式，即尽管自己没有感到饥饿，但仍倾向于不断少量进食——"像牛羊吃草一样"。而其他患者会觉得自己在吃的时候完全不注意正在吃什么。他们称自己为"无意识进食者"，并感到自己的无意识进食具有情感功能。我们也和很多减重手术后的患者一起工作过。虽然受限于身体的因素，他们通常无法在一段时间内摄入大量的食物，但他们通过一些冲动的选择来寻求安慰，例如吃计划外的零食、过长的进餐时间以及吃一些营养师建议之外的食物。

我们真正关注的是你对自己和食物的关系不满意，并希望通过学习控制进食冲动的技能得到帮助。

根据我们的临床经验，本课程中的技能也能用于帮助那些因情绪压力产生其他问题行为的人，如过度花费、过度运动和过度工作（工作狂）等。你将在本书的后文中看到有这些问题的人的故事。

你可能已经猜到，在关于进食障碍的讨论中，痛苦情绪和暴食之间的联系是贯穿始终的一条线索。但是假如你并没有意识到自己正在通过一种最终会让自己后悔的方式来调节情绪困扰呢？一些患者并未意识到自己在进食前的感受。也许因为来自一个情感表达不被接受，甚至认为情感不安全的家庭，所以他们回避了解自己的感受。这并不是说这些患者没有经历强烈的情绪，而是当他们开始产生这种感受的时候，他们很快就会做一些事情来减轻这些感受，其中可能包括吃零食、打开电视或查看社交网络。开始学习这个课程能帮助这些人学会更多地意识到自己的情绪，即使只是学完这本书的第一部分。当他们学会不加评判地接受自己的感受时，便能明确内心感受和进食冲动之间的联系。当他们发现这种联系时，就有可能去打破它。

　　当然，我们并不是说这本书可以解决与情绪或饮食失调有关的全部问题。我们不会推荐这本书作为神经性厌食症（其特点在于由于持续限制热量摄入而导致体重过低）的单独治疗方法。如果你被诊断为神经性厌食症，或担心你可能有相关症状，**请咨询治疗**

其他选择：CBT 和 IPT

　　我们坚信，使用经过验证的治疗是很重要的。不幸的是，并非所有临床医生使用的方法都被证明对暴食症和神经性贪食症有效。这是我们想要开发这项课程的原因之一，该课程已经过我们研究验证，并且有指导式自助的版本。你可以通过访问 MedlinePlus（美国国家医学图书馆：http://medlineplus.gov；西班牙语版：http://medlineplus.gov/spanish）了解进食障碍的治疗方法中哪些有实证支持（通过研究发现有效）。在撰写本书时，以下两种疗法得到了最多的实证支持。

　　● **认知行为疗法（CBT）**：研究最为充分的循证支持治疗方式，CBT 对严格的饮食安排或其他关于"吃什么、何时吃"的僵化原则进行归纳，认为这些因素是暴食发生和发展的关键。指导和自助形式的 CBT 治疗都已经进行过相关研究［详见克里斯托弗·费尔伯恩（Christopher Fairburn）的著作《战胜暴食》（*Overcoming Binge Eating*）］。书中介绍了以填写每日进食日记的方式来记录限制性进食和暴食之间的关系。尽管它对许多人来说非常有效，但有些患者在 CBT 治疗结束时仍继续出现饮食失调的症状（这是我们开发这项 DBT 课程的原因之一，其重点关注的是情绪管理困难和通过暴食缓解情绪困扰之间的关系。一些患者告诉我们，他们并没有严格节食，而且他们大部分的暴食似乎是发生在正常进食，但没有饥饿感的时候）。

　　● **人际关系心理治疗（IPT）**：这是另一项经过充分研究，有循证依据支持的治疗方式。IPT 侧重于关注人际关系困难和暴食发生发展的关系。迄今为止，还没有自助形式的 IPT。

师和医生，让他们针对你的情况设计治疗方案，因为我们目前并未掌握在此情况下自助的方式可能有效的研究证据。

DBT 具体提供了哪些其他治疗方式没有的内容？

其他有助于改善暴食的方法可能也包括对情绪的关注，但 DBT 是唯一主要关注情绪失调和暴食之间的联系的课程。DBT 的核心内容，在于个人通过食物达到自我安抚、自我麻痹以及回避情绪上的不适的目的，因为尽管长期存在负面后果，食物会暂时"有所帮助"。如上文所述，DBT 最有效的方面之一，是它会教你特定的**技能和策略**，帮你采用食物以外的方式来应对情绪困难。此外，DBT 融合了**辩证思维**。辩证思维是一种灵活的思维方式，可以让你同时持有互相矛盾的观点，例如在此时此刻接受自己的同时，认识到停止暴食的必要。你还将学到一种分步骤进行的**行为链分析**方法，这是一种非常有效的方法，用于检验是什么让你深陷破坏性饮食模式之中。从本质上来说，我们教你如何成为自己的 DBT 教练，在本课程结束时，能学会这些技能性行为，充分地加以练习，获得与食物的健康关系。

你应该如何使用这本书？

有些书适合快速翻阅并找到和你相关的内容。本书不属于这种类型。我们建议你按顺序阅读并且认真完成每一章的练习，以此来学习本课程。正如我们之前提到的，我们将教你的技能是互为基础的。此外，每一章都会教授新技能，掌握的技能越多，你将更有信心去控制暴食和其他问题行为，包括那些可能与进食无关的行为。简而言之，通过完成整个计划，你将拥有强大的工具储备，帮助你与食物建立更健康更愉快的关系。为了让你了解自己将要学习的内容，我们将每章的学习内容汇总成了一份预览（你将通过本课程学到什么：章节预览，第 11 ～ 14 页）。

每个章节都包含了练习和"家庭作业"，为练习和思考正在学习的内容提供指导。通常需要大约一到两周的时间来阅读章节、完成练习和章节最后部分的家庭作业。假如你需要更长的时间来完成一些章节，那也没问题。本课程最重要的部分即是完成每章的练习和作业。但一般来说，我们推荐每周或每 2 周完成一章（包括家庭作业）。

在按照自己的节奏阅读本书时，你将持续练习在前几章中学到的技能。你需要在每章末尾的方框中进行勾选，表明你已经练习了正在积累的技能。这样你就可以在学习新技能的同时不断强化旧的技能，以阻止暴食的发生。

直接在书中进行书写也是很有帮助的，我们已经在整本书中预留出让你书写的空间。这将使内容更易于回顾，特别是在第 7 章和第 13 章中，我们将帮你评估自己在本课程的中段和结束时所取得的进展（如果你需要更多的空间，可以在另一张纸上继续记下你的想法，将其夹入书中对应的位置）。

我们亲自见证了那些读完了内容并进行练习（不仅仅是阅读）的患者从这个课程中获得了最大的收益。这是一项投资，但随着时间的推移，你所学到的技能将成为新的习惯。当你不再被与食物的关系所支配时，你拥有的生活质量是无价的！

如果你承诺能坚持看完这本书，并每天投入一定的时间，该课程可以以单纯的自助形式产生效果。但对于一些人而言，与治疗师合作可以强化责任意识，取得更大的成功。如果你决定使用指导式自助法，请阅读下方的方框。我们建议你与治疗师共同阅读这个部分。

如果你目前没有或不想要治疗师，但知道自己有人支持会做得更好，你可以考虑在进行此课程时让某个或某些你信任的人为你提供支持。

制订属于自己的指导式自助计划

到目前为止，还没有明确的研究证据告诉我们究竟哪些因素使得指导式自助生效。例如，我们尚不清楚，治疗师是否需要接受治疗的相关培训。根据我们对现有研究的了解，我们建议你在寻找治疗师（或其他值得信赖的支持者）时，采取以下方式。

1. 告诉治疗师，你计划完成本课程，并且至少每 2～3 周与他 / 她见一次面。
2. 需要对方提供以下方面的支持。

- 设定时间表，按照时间表计划完成自助课程的阅读。
- 确认会妨碍你执行该计划的障碍，并拟定一个针对这些障碍的解决方案。例如，我们曾帮助患者克服的一个典型障碍是：在他们需要使用技能和策略的时候，他们没有这样做。
- 讨论如何将这些技能应用于你的特定情况，如通过回顾行为链分析。

> ● 共同谈论课程中你不理解的内容。
>
> 如果治疗师同意在以上各方面开展工作，并且你感觉你们有良好的治疗关系，那么这些支持将为你在本课程的学习提供一个良好的基础。得到治疗师或其他值得信赖者的帮助，能有效地让你对自己负责。

这个课程是否着重于减肥？

许多暴食患者同时也想减肥。考虑到超重和肥胖对健康的影响以及社会对此的负面态度，这是可以理解的。我们发现大多数暴食者无论自身体型如何，对自己的身体都不满意，这可能会让你们难以听进我们接下来要说的话。我们多年的经验与不计其数的研究证据相一致：在考虑减肥之前，首先专心停止暴食。如果你曾在体重方面有过挣扎，就会知道，减轻并维持体重是世上最困难的事情之一。节食本身就和限制相关，我们看到，当我们的患者试图限制饮食时，往往会激发更多的暴食行为。如果你尝试过节食，也许你已经注意到了这一点。我们还观察到，当我们的患者试图遵循严格的饮食习惯时，他们根本无法利用机会去学习和应用我们教授的技能。由于他们还没有学会停止暴食，因此即使能够成功减肥，他们的体重也很可能会反弹。出于这些原因，我们强烈建议将停止暴食作为长期控制体重的最佳策略。因此，本课程不涵盖关于减肥的内容。我们将在第 10 章的中更详细地讨论这个问题，该章节主要介绍均衡饮食（第 160 和 161 页）。如果你目前正试图遵循限制性饮食计划以减轻或保持体重，或者正在考虑这样做，我们建议你在继续这么做之前先阅读这一节内容。

我们期待着引导你完成这个课程，帮助你停止暴食并改变生活。那么，我们开始吧。

你将通过本课程学到什么
章节预览

在第 1 章"停止暴食的 DBT 方法"中，你将学到：

- 情绪和暴食是如何产生联系的，以及为什么停止暴食如此具有挑战性（DBT 情绪调节模型）；
- 生物和环境因素如何相互作用，使一些个体较其他人更易暴食（DBT 生物社会理论）；
- 当你经历痛苦情绪时，本课程将教你如何使用新技能作为替代暴食的方法。

在第 2 章"做出承诺，停止暴食"中，你将学到：

- 如何从过去的成功和挑战中学习，了解什么对你有用，什么对你没用；
- 比较暴食的利弊，想象如果你停止暴食，生活会是什么样子；
- 一种用以探索你最重视的价值的方法，以及思考暴食是否符合你想要的生活；
- 做出承诺对于停止暴食和相关问题行为的重要性；
- 了解做出承诺对于本课程的重要性；
- 向自己做出承诺，停止暴食（别担心，我们会在此前讨论这个问题！）。

在第 3 章"讨论课程目标和实现目标的方法"中，你将学到：

- 课程目标及步骤；
- 如何使用日记卡来跟踪你的进度；
- 重申你的承诺（利弊分析）的技能，这是日记卡上的第一项技能；
- 正念技能如何帮助你降低情绪反应；

- 如何通过平衡情感和理性反应进入属于自己的智慧心念，并根据自己的价值观做出决定；
- 腹式呼吸，一种简单但功能强大的技巧，可以调整那些伴随强烈情绪的身体反应，帮助你停止暴食。

在第 4 章"学习成为自己的 DBT 教练"中，你将学到：

- 如何通过行为链分析来分析你的暴食行为，成为自己的 DBT 教练；
- 行为链分析是什么，以及它为何如此重要；
- 如何使用行为链分析来找到一些方法，增加停止暴食的可能性。

在第 5 章"辩证思维和正念的益处"中，你将学到：

- 替代僵化思维的辩证思维的益处；
- 如何在停止暴食的承诺中运用辩证思维，以及用它帮助你接受自己，并帮助你忍受对于停止暴食的矛盾情感；
- 正念观察技能，包括"只是注意到"你的体验而不被卷入其中，不进行评判或对它做出反应；
- 如何通过对身体感觉和情绪的观察，使之与你的智慧心念相联系；
- 如何运用辩证思维和观察技能来停止暴食。

在第 6 章"成为一名更熟练的观察者"中，你将学到：

- 采取不评判的立场的正念技能，也就是说，观察你的体验，而不是在道德上给它们或自己贴标签，例如好或坏，对或错；
- 专注于当下的一件事的正念技能，也就是说，将你的全部意识和注意力放到现在或当前时刻；
- 效果优先的正念技能，也就是说，专注于为实现目标而做事情，而不是过度追求"正确"或"完美"；
- 这些技能如何与观察相结合，帮助你获得智慧心念并停止暴食。

在第 7 章 "坚持原计划" 中，你将学到：

- 如何在课程中段评估自己的进度，并练习采取不评判的立场；
- 如何利用反馈使课程对你更有效；
- 哪些技能最有用，哪些技能你应该更多使用；
- 回顾行为链分析的方法，并思考自己还可以做些什么来停止任何残余的暴食行为。

在第 8 章 "正念进食和冲动冲浪" 中，你将学到：

- 正念进食，在你进食的那一刻进行充分觉察的技能；
- 冲动冲浪，这是一种可以帮助你打破暴食冲动和实际暴食之间联系的技能。

在第 9 章 "觉察当下的情绪，全然接受你的情绪" 中，你将学到：

- 关于情绪调节的技能，这是一个建立在正念技能基础上的新模块，但加入了新技能，使你能够更直接地影响自己的情绪体验；
- 两种情绪调节技能：觉察当下的情绪和全然接受你的情绪；
- 觉察当下的情绪，需要使用正念技能，例如专注于当下的一件事，帮助自己减轻痛苦情绪的强度；
- 全然接受情绪，需要深刻和彻底地接受情绪，包括那些痛苦的、不舒服的和 / 或不愉快的情绪。

在第 10 章 "降低情绪心念的脆弱性，建立掌控感" 中，你会学到：

- 如何通过降低你对情绪心念的脆弱性来帮助自己更不容易产生暴食；
- 如何通过记住首字母缩略词 PLEASE 来帮助自己降低情绪心念的脆弱性，这些方法包括记住：
  - Treat *PhysicaL illness*　治疗身体疾病
  - Balance your *Eating*　平衡饮食
  - *Avoid* mood-altering substances　避免改变情绪的物质

- ■ Balance your *Sleep*　平衡睡眠
- ■ Get *Exercise*　进行锻炼
- 如何通过一些技能，包括建立掌控感，或参与增强自信心及能力的活动，来降低情绪心念的脆弱性。

在第 11 章"建立积极体验，增加积极情绪的步骤"中，你将学到：

- 在生活中主动创造更积极（而非消极或中性）体验的重要性；
- 各种增加积极体验的方法，例如增加每日愉快事件，建立长期的积极目标，处理人际关系，以及停止回避模式（"避免逃避"）；
- 如何通过增加对积极情绪的觉察来提升对积极体验的享受。

在第 12 章"痛苦忍受"中，你将学到：

- 痛苦忍受，是一系列帮助你应对高压力和情绪的技能，其目标是处理这些压力，使事情不至于变得更糟（例如暴食）；
- 更多关于全然接受的技能，包括在不赞同的情况下，选择接受自己和现状；
- 浅笑，这是一个强大的技能，通过放松面部肌肉促进内在的接受；
- 三种危机生存技能，帮助你解决大大小小的危机：转移注意力（暂时聚焦在自身之外，以获得必要的缓冲，例如参加一些活动），自我安抚（寻找通过五官感受让自己感到舒适的方法，比如听美妙的音乐），利弊分析（让自己有机会思考利用有效的应对技能而非暴食来忍受痛苦处境的利弊）。

在第 13 章"回顾，规划未来，防止复发"中，你将学到：

- 回顾本课程的原则和所教授的技能，重点关注你认为最有帮助的技能；
- 回顾自己在减少暴食方面取得的进展；
- 学习一个新技能，提前应对，来预防暴食和复发；
- 找到和去除继续创建理想生活的障碍。

第 1 章

停止暴食的 DBT 方法

在多年与患者接触的过程中，我们发现停止失控性进食是大多数人最难做到的事情之一。但不要担心，这个课程的全部内容就是为了教会你，困难不等于不可能。本课程包括以下三个重要组成部分：

1. 该课程首先解释了为什么停止暴食是一项挑战：了解是什么引发暴食，以及什么让你陷入暴食循环，可以让你摆脱对自己的负面评价。正是这些评价阻碍了你为停止暴食做出努力。

2. 然后你将学习如何不通过进食来管理情绪的技能和策略：在本课程结束时，你将拥有一整套技能工具，来帮助你面对而不是回避问题；有效地解决问题，而不是使用暴食这一破坏性方式，并在遇到生活中无法解决的问题时处理痛苦的情绪。我们的患者经常告诉我们，他们认为本课程中的技能像是"情绪 101"（译者注："101"通常被用作大学专科入门课程的编码，此处指关于情绪的基本知识），或者说是一门他们从未上过的基本生活技能的课程。

3. 该课程使用**辩证思维**：它提供了一种替代方式，取代那些会使你受困、僵化的、"非黑即白"的思维模式。辩证思维促使你更灵活地思考，并允许你采取看似矛盾的行动，帮助你在接受自己的同时尝试改变，从而不断成长，在使用已有技能的同时保持开放的心态学习本课程中教授的新技能。

DBT 情绪调节模型：了解情绪与暴食之间的联系

你可能或者还未意识到，你吃额外的食物来应对情绪的不适。暴食的 DBT 情绪调节模型（如下图）解释了该反应是如何展开的。情绪调节包括了解你的感受，调节你对情绪的反应，或在情绪无法立即改变时接受和容忍。根据这个模型，当你的情绪感受过于强烈而无法调节、忍受或以其他方式进行管理时，简言之——当你情绪失调时，你不去调节自身情绪，而是转向暴食。无论你的情绪是积极的（如快乐、兴奋、渴望），消极的（如愤怒、失望、担忧），还是混杂的，暴食已经变成一种习得行为，帮助你减少情绪困扰。好消息是，习得行为可以被"**卸载**"（请参阅第 17 页的文本框）。

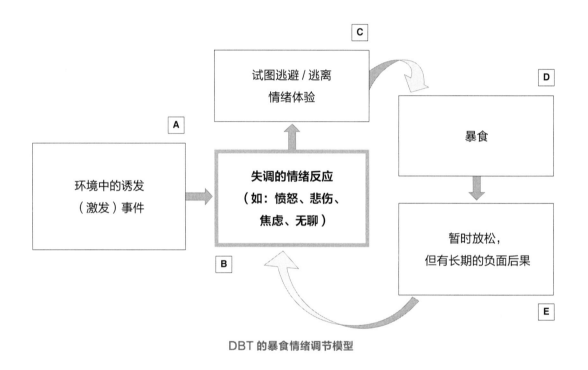

DBT 的暴食情绪调节模型

安吉拉的故事

　　安吉拉这天下班有点晚，在开车回家路上，回想着老板批评自己报告的情形，感到受伤及气愤。反复想到自己并没有得到明确的指示，也没有因为独立完成这么多工作而得到表扬，她觉得越来越气愤。她发现了一家快餐店，随即买了两个芝士汉堡、一份奶昔、一大份薯条和两个苹果派。在吃东西的时候，她不再去想工作或自己有多生气。然而很快，她的心中充满了厌恶和羞耻感："为什么我一直对自己做这样的事？为什么我不能处理好任何事？"随着夜幕降临，她对自己越来越愤怒，

"胡萝卜加棍棒"：正面与负面强化的基本科学原理

行为心理学有助于解释强化如何影响我们的行为。强化物是能增加我们采取某种行为的频率的物品。它可以是正面的，也可以是负面的。**正性强化物**可能是在暴食后得到一些钱，而**负性强化物**可能是通过降低你的情绪不适来达成效果。这两种奖励方式都会激励你再次暴食。然而，我们的许多患者认为，他们实际上在暴食后感觉更糟，而且它并不总是能"有效"降低消极痛苦的情绪。那么，强化原则能够解释为什么他们仍旧暴食吗？

有以下两个原因：

1. 尽管从长远来看，暴食可能会增加痛苦、内疚、羞耻和厌恶，但是短期内它可以麻痹痛苦情绪。
2. 暴食似乎在某些时候"有效"。如果它每次都有效，然后突然失去效果，你可能会尝试通过别的方法来处理痛苦情绪。但是，它的多次"成功"足以让你相信这次它还会有效，你会继续使用该方法。值得庆幸的是，在本课程中，你可以使用这种间歇或不定的强化方式带来积极的改变：如果你积极使用我们在本课程中教授的技能并发现它们有时候非常有效，那么即使它们不是每次都起效，你也更有可能继续使用它们。

越发沮丧、绝望和懊恼，特别是当她想到第二天要回去工作的时候，这些情绪愈来愈强烈。随即她瞥见女儿留在冰箱里吃剩下的生日蛋糕，感到无法抗拒这份诱惑。"再吃的话就太过分了。"她对自己说。但她还是吃完了蛋糕，由此感到更加羞愧，甚至陷入深深的绝望。

入睡前，她告诉自己："我**必须**停下来。这太可怕了。我究竟怎么了？"

尽管安吉拉决心停止暴食，但在内心深处，她感到无力改变，因为她并不真正理解自己为什么会暴食。我们在第 18 页的 DBT 情绪调节模型中填写了她第一次暴食的情况，第 19 ～ 20 页则记录了第二次暴食的情况，展示了导致这些暴食行为的原因，以及是什么让她陷入这种暴食循环。

安吉拉的第一次暴食

A：正如安吉拉的第一次暴食所呈现的那样，一开始发生了一些事情。此时，安吉拉的暴食可能看上去是自发产生的，以至于她尚未意识到是什么事情导致了后续的事件——她只知道自己将车停在快餐店的停车道上。但实际上，当时有一个诱发（**触发**）事件（A），然后导致她产生了某些想法和感受。在这里，诱发事件是安吉拉老板的批评，这导致了"我老板不欣赏我，我从未被公平对待"的想法和愤怒的情绪。

B：这个阶段非常重要。诱发或触发事件引发了你无法应对的**情绪**（B）。对于安吉拉来说，老板对待她的方式让她感到越来越愤怒。什么类型的情绪往往让你难以应付？当你独自在家时，无聊感本身可能就会让你感到非常不舒服。此外，独自一人还可能引发更强烈的情绪，例如强烈的悲伤，被剥夺或挫败感。如果你不知道如何调节情绪的强度，即使是喜悦或期望等积极情绪也会让你感到不舒服。我们认为安吉拉已经开始体验一种让她感到不适的情绪。

触发事件可能难以识别，但总体而言它们是环境中的诱发物，引发了导致暴食的连锁反应。这里有一些例子：

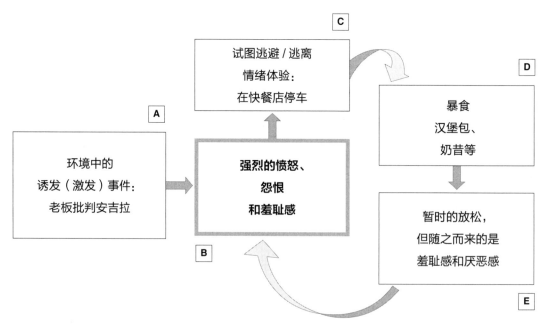

安吉拉的第一次暴食 DBT 情绪调节模型

诱发物：瞥见你在镜子中的形象。**想法：**"我看起来很胖。"**情绪：**羞耻。

诱发物：你的配偶在聚会上和一个富有吸引力的陌生人调情。**想法：**"他从未用那种方式看过我。"**情绪：**悲伤、嫉妒。

诱发物：办公室的一场生日庆祝中出现了你最喜欢的面包店制作的蛋糕。**想法：**"它们的味道一定非常棒！我必须限制自己吃多少，这太不公平了！"**情绪：**怨恨、悲伤。

诱发物：吃了进食计划之外的东西。**想法：**"我已经打破了计划。那我不如再多吃一点算了。"**情绪：**放弃或绝望。

当这些触发事件出现时，你可能无法识别它们。当你因为睡眠不足、慢性压力、抑郁等因素变得易感脆弱时，即使是看似无关紧要的事件也会成为触发因素。

C：强烈的情绪很难应对，所以安吉拉试图减少、回避或摆脱她的情绪是可以理解的（C）。人们使用各种策略试图让自己感觉更好，但安吉拉从未学过监督、评估、改变以及接受强烈情感体验所需的技能。

D：这就是安吉拉决定在快餐店车道上停下来的原因。食物暂时"解决"了她的问题，帮助她麻痹自己，忘记老板让她感到多么生气。转向进食可以减少她对老板的行为感到的愤怒、悲伤、沮丧、孤独和任何其他不舒服的感受。

E：但是当她回到家时，安吉拉开始对自己感到厌恶，并为自己的暴食行为感到羞耻（E）。当她通过暴食逃避的情绪再度悄悄滋生，与暴食所导致的厌恶和羞耻混杂在一起，安吉拉感觉更糟糕了。

安吉拉的第二次暴食

A：当她看到女儿的生日蛋糕时，这成为下一个诱发事件（A），使得循环持续下去，并引发第二次暴食。

B：不舒服的情绪包括她对自己渴求食物时感到的强烈内疚感和羞耻感。

C：为了避免或摆脱情绪上的不适，她被拿出生日蛋糕的强烈冲动所控制。

D：她有了第二次暴食，这一次她吃完了剩下的蛋糕。

E：虽然吃完蛋糕后会暂时感到麻木，但到了晚上，她对自己更加反感，陷入更深的无望和绝望中。

她通过对自己承诺"再也不会这样做"，让自己感觉好些。不幸的是，这个承诺增加

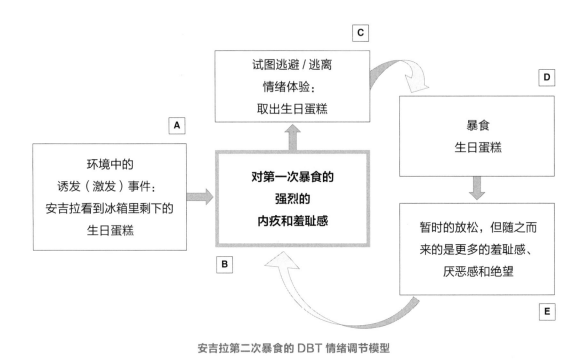

安吉拉第二次暴食的 DBT 情绪调节模型

了她对自己强烈情绪的脆弱性，因为她正在剥夺一种让自己感觉更好的策略：进食。事实上，这样做使她更容易重复这个循环。

安吉拉经历了一系列强烈而不舒服的情绪。正如许多人相信的那样，她可能相信自己的**感觉**是问题所在——它们太多，太强烈，她有哪里不太对劲。事实证明，有暴食问题的人很可能出生时就比其他人更强烈地体验到情感，他们也可能认为体验某些情绪是不恰当的，例如愤怒。我们将在本章稍后的部分讨论这个问题。尽管如此，我们认为有问题的不是安吉拉的感受。在当时的情况下，安吉拉不舒服的情绪是有道理的。当自己遭遇不公正待遇时，感觉会很糟。我们认为问题在于她用来应对自身情绪的行为或策略（暴食）。从短期来看，这有助于使她的感觉变好，但从长远来看，她的饮食行为严重损害了她的生活质量，造成了更多难过、痛苦和失控的进食行为。她不认为自己有办法来识别及解决根本问题，因而陷入了一个恶性循环，不仅为了暂时舒缓情绪不适而增加对暴食的依赖，还导致了自我孤立以及降低了自己得到认可、帮助和支持的机会。用食物麻痹情绪会干扰健康行为的发展，而这些健康行为可以为你的生活带来真正的改善。

如果你不确定自己的暴食是否由情绪所导致，那该怎么办？也许你会对自己说："我真的只是很喜欢吃"或"我只是在觉得无聊的时候吃。"或者你可能不知道自己为什么过度进食。让我们来看看约翰的经历。

约翰的故事

约翰是一名忙碌的公司高管，每周都有多次商务晚餐。回到家后，他坐在沙发上打开电视。他并不觉得饿（刚吃过一顿丰盛的晚餐），但接下来他意识到自己正抓着一大盒冰激凌并握着一把勺子。他向我们寻求帮助，认为这是一种非理性的、令人痛苦的习惯。"你为什么在吃东西？"他自问："没理由要吃这么多。假如你在控制自己的饮食方面都是如此失败，你怎么能够控制其他东西呢？"

DBT 情绪调节模型帮约翰看到暴食对他而言可能不仅是"非理性习惯"。他想起父亲对待他任何负面或痛苦的情绪表达，都是愤怒地要求自己"停止抱怨！"约翰开玩笑说，自己唯一"被允许抱怨"的场合"就是自己病到需要去医院的时候"。因为约翰有较强的动力控制暴食，所以他对于自身情绪可能与暴食行为相关这一观点持开放态度。他开始更加关注自己在暴食时的内心体验。在最近一次商务晚餐吃了大量冰激凌之后，他开始能够按照以下方式了解他的"非理性习惯"。

A：诱发事件：拿着遥控器坐在沙发上（第 22 页图）。

B：他注意到自己的身心感到焦躁不安——"不想上床，但不知道该如何消耗掉这些能量。"他在心里对自己说："我需要某些东西，我需要某些东西，我需要某些东西。"我们鼓励他试着用词汇去描述这种情绪，他说："沮丧。我很恼怒，并感到沮丧。我醒着的每一分每一秒都在工作，或是进行商务晚餐。我回到家睡觉，然后第二天又重新开始这一切。"我们问约翰，是不是当他说自己"需要某些东西"时，他可能感受到只有工作是不够的。他说可能是这样，但他很难确定是否真是如此。

C：约翰走到冰箱旁，拿出冰激凌。冰激凌入口时的美味让他从痛苦中解脱出来。尽管他严厉地告诉自己要停下来，但这暂时的放松感使得他继续吃着。

D：最后，他吃了大量的冰激凌。在短时间内，暴食使他能够麻痹自己，暂时摆脱烦躁不安、心烦、沮丧和其他情绪（可能还包括空虚及孤独感）所带来的不适。

E：然而，在那个夜晚剩余的时间里，他躺在沙发上，感到很难受。没过多久，就对自己的再次失控感到失望、愤怒和厌恶。

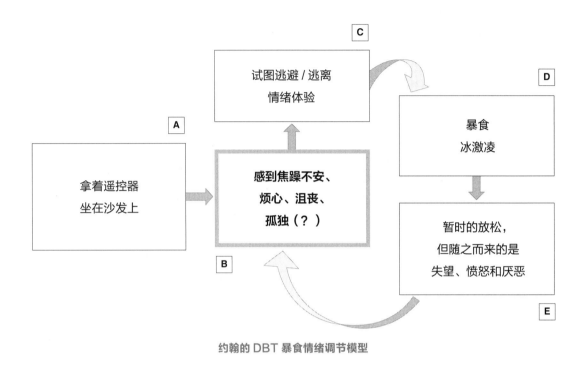

约翰的 DBT 暴食情绪调节模型

并非所有患者和食物相关的困难都像安吉拉和约翰一样。例如，莱蒂西亚确信自己的困难在于她只是"太爱"食物并且不能控制自己，特别是当自己受到某种类型的食物（如碳水化合物）的诱惑的时候。

莱蒂西亚的故事

莱蒂西亚正在执行自己的"新年健康餐"节食方案——这是她一系列节食方案中的最新计划，而且她打定主意要让自己有好的体型。在这个特殊的日子里，因为要去母亲家参加家庭聚会，她做到了健康而适度地进食。她已经想好了，只吃一点母亲的拿手菜。但当她抵达时，发现自己难以抵挡家里菜肴香气的诱惑。她尝了第一口后，就不可抗拒地想要吃更多。接着，她意识到尽管自己已经下定决心，并且在之前做了那么多努力和练习后，她还是打破了自己的饮食计划，内心充满了羞耻和失望。她心想："我已经搞砸了。覆水难收。那我干脆暴食算了，反正明天可以重头来过。"于是她放任自己大吃特吃，还吃了额外的红薯馅饼。刚开始时，她的全部注意力都集中在食物之上，由此进入了一种近乎恍惚的状态。最后，她感到自己过于饱胀，彻底地灰心丧气了。在她下一次治疗中，当她讲述这次暴食时，她不认为自己在去母亲家之前有任何可识别的情绪，而且无法看出如何将 DBT 情绪调节模型应用在自己身上。

我们向莱蒂西亚解释说，我们曾和许多像她这样的病人接触过，并且同意她的说法，在她去母亲家之前，导致她进行暴食的情绪并未出现。

A：诱发事件：母亲烹制菜肴的色香味（如下图）。

B：情绪：进食引发的强烈渴望。莱蒂西亚体验到了自己几乎无法忍受的渴望，因为莱蒂西亚显然是一个**"老饕"**——那些无论躯体上有无饥饿感，大脑都对于食物高度敏感的人（更多内容见下文）。给自己设下限制或边界，特别在她越过自己第一次设定的界限之后要这么做，在情感上是不可能成功的。这其中的动力可以由 DBT 生物社会理论所解释，我们将在本章后文中详细讨论。

C：打破自己的节食计划会引发自我批评、失望和羞耻感，并导致莱蒂西亚往盘子里装进更多的食物，试图逃避这些情绪。

D：然后，她屈服于自己的冲动，并且放任自己大吃特吃。

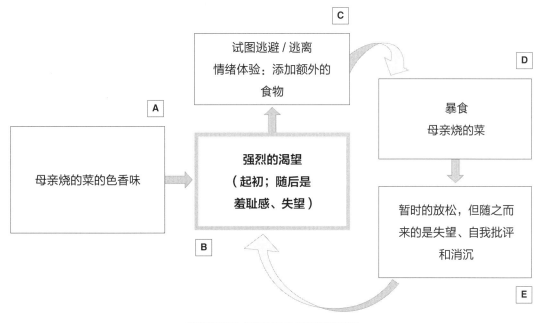

莱蒂西亚的 DBT 暴食情绪调节模型

E：暂时缓解了她的情绪不适，但从长远来看，这种行为带来了失望、自我批评和消沉的状态。

莱蒂西亚现在明白了，渴望是她难以忍受的初始情绪，因此 DBT 情绪调节模型似乎是符合她的自身体验的。但假如她不责怪自己以及自己的自制力缺乏，她就会责怪自己的大脑和体内的生化环境。她担心，这不就意味着自己的情况没有希望得到改变吗？

我们完全不认同这种说法。我们教授 DBT 生物社会理论，是因为根据我们的经验，它解释了为什么有些人比其他人更难以容忍情绪痛苦，这可以帮助这些人对自己产生更多的同情和耐心。如果你将自己视作这些人中的一员，你就会明白为什么本课程所教授的技能对你来说是如此具有变革性。

我们将随后深入介绍 DBT 生物社会理论，但首先，请你思考一下，情绪调节模型是否反映了自己的暴食经验。

练习 1 | DBT 情绪调节模型是否符合你的个人经验？

a. DBT 情绪调节模型符合你暴食或其他问题性进食行为的程度有多高？请用 1～10 表示。

    1   2   3   4   5   6   7   8   9   10

完全不符   完全符合

b. 请描述 DBT 情绪调节模型如何解释／无法解释你的暴食行为。

_____

_____

_____

_____

_____

如果你在暴食之前没有注意到任何情绪（甚至是渴望）怎么办？ 本课程可以教你一些更精确地观察和描述自身情绪的技能，通过这些技能来发现一些情绪。

如果你认为自己的暴食更像是一种成瘾行为怎么办？ 我们希望你还是能学完这个课程。

尽管我们确实知道有些人在遗传上比其他人更容易对碳水化合物和脂肪进行暴食，但目前研究人员对于食物是否真的是一种成瘾物质尚无定论。无论你对暴食和成瘾的看法如何，我们已经看到许多人在本书技能的帮助下，开始适度食用自己曾认为有"瘾头"的食物。

情绪调节的 DBT 生物社会理论

安吉拉的同事可能也受到过同一个老板的打击，但没有感到自己的情绪是如此无法忍受，以至于觉得无论付出多少代价，自己都必须摆脱它们。约翰发现自己很难忍受焦躁不安、心烦和可能伴有的孤独感，而这种不适在很多人看来是可以调整的。莱蒂西亚的兄弟姐妹在家庭聚会中不会像她那样暴食。DBT 情绪调节的生物社会理论有助于解释为什么有些人比其他人更容易受到强烈情绪的影响，以及为什么有些人更容易暴食。让我们从理论的生物部分开始。

基于生物学的情绪脆弱性

我们感受到情绪的强烈程度是一个连续变化的谱系，这种强弱趋势在某种程度上是天生的或生理性的。若你在以下测验中，有一个或多个问题回答"是"，表示你可能具有较高的情绪脆弱性。

情绪脆弱性测试

---

1. 你是否认为自己比他人更加敏感，或者更容易情绪低落（无论你是否让他人知道你的感受）？

　　　是　　　　　否

2. 你是否认为和他人相比，对自己的情绪反应更加强烈（无论你是否向外表达自己的情绪）？

　　　是　　　　　否

3. 当感到自己变得情绪化或者情绪低落时，你会比其他人更久地陷在这种情绪中吗？

　　　是　　　　　否

让我们更详细地了解一下关于情绪的生物脆弱性的三个组成部分：

1. **敏感度：似乎不需要很大的刺激就能触发你的情绪反应。** 很多患者告诉我们，总是有人说他们"过于敏感"。
2. **强度：在相同的情况下，你倾向于比其他人做出更强烈的反应。** 人们把这种即使对一点点批评或拒绝迹象都做出反应的状态称作"反应过敏"。即使是一些没有表达的情绪，也比其他人所描述的更强烈。
3. **持续时间：你体验到自己回归"常态"相对滞后。** 你的情绪反应持续的时间更长，有时候在其他事情引发新情绪时它还没有完全回到基础水平，这种状态只会增加你的敏感度，使你变得更加情绪化。

如果你在生理上容易受到情绪的影响，那么你可能会将自己描述成一个情绪敏感的人。但是暴食者往往体验到的是相反的感受——**过度**的情绪控制，这又怎么解释呢？当你长期使用食物或其他行为来削弱或消除不舒服的或具有威胁性的情绪体验，这种情况便很常见，也非常可以理解。过度控制依然属于情绪失调，可以通过本书中的技能进行改进。

基于生物学的食物敏感性及其奖励性

暴食者可能在生物学上容易受到情绪与食物及其奖励效果的影响，到目前为止，关于这些敏感性是在暴食发生之前已经存在，还是暴食的结果，或者两者是否长期相互作用，研究尚不清楚，但我们知道这个过程可能涉及两个因素。

享受性进食似乎对于莱蒂西亚的影响尤其大。这类体验包括食欲增加，或是即使没有身体的饥饿感，仍对食物存在强烈的渴求。研究表明，暴食者中的享受性进食人数比其他人群中的比例更高。具有较高享受型饥饿感的个体特别容易受到环境中的食物暗示（例如，食物的色香味）的影响。有趣的是，在食用食物之前，大脑已经"看到了"它们的奖励特性。换言之，对食物的期待——它的味道如何，吃的时候味道会有多好，以及进食会有何种愉悦的感受就已经让大脑做出反应。

重要的是，证据表明，当暴食者处于痛苦的情绪状态时，理想食物的奖励价值会增加。此外，研究表明，反复暴食会改变大脑的奖励环路，从而更有可能发生过度进食。

延迟折扣是指难以为了长期或延期兑现的目标，抵御短期奖励（例如诱人的暴食食品）。换言之，未来或延迟发生的奖励被忽略。这个影响了安吉拉、约翰和莱蒂西亚的缺陷，较于没有暴食的肥胖者及正常体重人群，在暴食者中更为常见。

你很可能对情绪和食物都具有生物脆弱性。然而，为了应对不适情绪而发展出暴食模式的各项因素中，这些并非全部。DBT 生物社会理论指的是基于生物学的敏感性与你成长的**环境**以及经历的特殊生活事件（即生物社会中的"社会"部分）的交互作用。

否定的环境

有些人是因为生物敏感性与否定情绪的环境之间的不匹配，而形成暴食的。这个环境可能是你的成长环境，或是正生活在其中的环境。

在一个否定的环境中，人们对你的内心体验（想法、感觉、信念和感受）反应不一致和 / 或不恰当，并过度简化了生活的复杂性。这并不意味着那些抚养你的人不爱你或没有尽力去照顾你。也许你的某个家长教你，情绪，特别是"消极的"情绪，最好不要表现出来（"别哭了，否则我给你些教训让你哭个够！"），继而你将这个信息理解为自己不应该感受到情绪。或者父母鼓励你设定一些不切实际的目标，例如建议你"微笑，世界就会对你微笑"。如此一来，你没有学会对错误和失望有所预期，在追求有价值的目标时尽管缺乏直接的奖励也仍在坚持，你反而会因失败而变得非常痛苦并轻言放弃。正如环境否定你一样，你学会了否定自己。

约翰曾是一个充满活力的孩子，他对事物的感受很强烈（生物性情绪脆弱性）。当他高兴时，他欣喜若狂；当事情不顺时，他深陷痛苦。尽管家境殷实，约翰的父亲却几乎总是在工作，把约翰留给他患有抑郁症的母亲照顾。偶尔在家里时，他父亲也总是心不在焉，态度生硬。当约翰受到伤害时，他没有从母亲那得到多少关注，她通常会忽视他，或是气愤地对他说："振作起来，你好得很。"约翰只能一个人面对那些让他感到无法忍受的、压倒性的痛苦情绪。母亲说他"好得很"，这让他倍感困惑，因为他感觉并不好。在极少数的情况下，他受伤后大哭或是生病时，母亲会告诉他去厨房拿一块曲奇饼干吃。

随着时间的推移，约翰学会了用食物安慰自己。他还学会了母亲与自己交谈的方式，用这种大事化小、小事化无的方式和自己对话。比如说，尽管约翰感到沮丧和孤独，并感到生活中缺失了某些东西，他学会告诉自己，并没有发生任何不好的事情。正如我们上文中提到的，他很难确定自己的感受，大多数时候感到自己是一个没有感情的人。他喜欢别人告诉他，他看上去非常自制、冷静，并且对于一些会让其他人做出反应的事物，他似乎不会受影响。事实上，约翰缺乏情绪调节的能力，也从来没有学过任何有技能的方法去忍受或有效地处理自己的负面情绪体验。他的父母给了他过分简单的方法去理解世界。他给自己的目标往往是不现实的，当无法达成时，他会变得非常痛苦。

约翰的这些经历是否听上去很熟悉？患者经常告诉我们，在他们小时候，几乎没有空间得以安放自己的情绪，特别是愤怒或强烈的悲伤等消极情绪。也许你曾被教导说要忽视自己的真实感受，如果你做不到的话，你将有可能不被喜欢，或感觉自己是某种负担。也许你受到过虐待，感到自己需要为此负责，并害怕引起别人的注意。患者常常会提到自己学会不去理会身体的饱食信号，例如，他们被要求即使饱了还要多吃，因为"在非洲还有些孩子在挨饿"或是"我辛辛苦苦为你做了这么多好吃的。"

如上文所述，成年期也可能存在（或是延续）否定的环境。也许你的伴侣会对你的某些感受或想法表示出他们不会对其他人表现出的不满，或你也不确定对方会对自己做出什么样的反应，于是你告诉自己，自己**没有**经历这些内心体验。结果就是，你可能从未学过使用健康的方式来处理你的情绪，特别是令人痛苦的情绪，或者你已经开始压制它们。

由于丈夫在家里声称工作太累，自己有权拥有休息时间而常常自顾自，安吉拉承担了大部分家务以及抚养孩子的责任。当她试图寻求帮助或表达不悦时，丈夫总是指责她过于唠叨。

否定的环境可能使有较高情绪脆弱性的个体难以忍受痛苦和 / 或难以相信他们的情绪反应是对事件的准确解释。他们也倾向于向外部寻找关于自身感受的线索。例如，安吉拉希望将婚姻维持在和平状态，学会了对自己的不快和怨恨保持沉默。她也试图将这种模式运用在工作中，当她与老板相处得不愉快时，安吉拉会责备自己并告诉自己要克服一下，是自己太敏感了。食物是她生命中为数不多的不会对她有任何期待，也不会指责她的东西。

如何理解文化的影响？

莱蒂西亚觉得自己并没有在一个否定的环境中长大，尽管她确实拥有脆弱因素，包括享受性进食，以及难以忍受强烈的情绪，特别是渴望等情绪。但更重要的是，在莱蒂西亚成长的文化中，食物是用于表达美好欢乐的，是爱和家庭的代名词。她解释说，在家庭团聚中若不吃一点，会让她感到被冷落，无法感到和家人紧密相连。食物在许多文化中扮演着重要的角色，关于它如何在你的家庭或文化中发挥作用，可能是一个需要考虑的重要因素。

在"自动变速"的世界中进行手动换挡

你可能会得出结论说自己不是那种可以"正常进食"或者能够在食物面前控制自己的人。另一种思考方式是：将自己想象成一个生活在充满自动变速器的世界中的手动变速器。你以前可能在不知道如何手动换挡的情况下尝试操作。要学会驾驶手动挡，最开始的时候须要更多地了解驾驶的原理——至少在你掌握之前需要如此。本课程将帮你获得个性化的操作手册，帮你避免"熄火"。

这个过程可能会使人难以接受。仅仅是考虑这些问题及努力改变有问题的方式就可能会激发痛苦的情感体验。当我们要求你考虑放弃食物时，你需要勇气去面对可能出现的不适，毕竟食物可能会让你感到好受些（至少在短期内）。不过不用担心，本课程后续的章节将重点关注如何帮你提高不通过进食调节情绪的能力。

总结

正如 DBT 生物社会理论所建议的那样，你可能在情绪上存在生理脆弱性，该脆弱性与持续被否定的情绪体验相互作用。DBT 情绪调节模型表明，转向食物可以通过逃避强烈和不舒服的情绪，**暂时**减少痛苦。然而，从长远来看，暴食会增加内疚、绝望和羞耻感，从而使你更容易进行暴食。我们发现，当患者了解这个模型如何解释他们的暴食后，他们更容易放下对自己行为的一些严厉评判，感到更有动力和决心学习新技能，帮助自己不通过进食也可处理不适的感受。

家庭作业

我们在引言中提到，本书中的练习和家庭作业是根据既往研究中使用的方法整理形成的。完成所有练习的患者更可能停止暴食。如果你觉得自己尝试这些方法存在困难，而且你有治疗师，请务必和他 / 她就此进行讨论！如果你没有治疗师，强烈建议你找一个治疗师或找一个值得信赖的朋友监督自己。

请完成下面的练习，并且在完成后重读一遍框中的内容。你将在整个课程中积累一些技能，并在每章结尾处在方框中进行勾选，这有助于你坚持下来——更不用说这个方法可以给你带来成就感和幸福感。如果你需要超过 1 周的时间来完成一个章节，可以在这些框内或边上添加一个标记，表明自己已经多次完成每周的家庭作业。

家庭作业练习 1-A ｜ 根据一次暴食填写 DBT 情绪调节模型

我们一起看一下对你而言一次典型的暴食是什么样子，看看它是否符合 DBT 情绪调节模型。请在下文的横线上描述你最近一次暴食或问题进食。它是什么时候发生的？你当时在哪里？

....

....

....

....

可能导致这次暴食的触发事件或环境诱因是什么？ 请填入本页图表左侧的方框 A 中。（也许是被批评或是获得表扬、参加一次社交活动、在工作中被分配到新的任务、回到空无一人的家中等）。假如你不是很确定，也没有关系，你只需尽力而为。

这个诱因给你带来了什么样的情绪体验？ 在方框 B 中填入这些情绪（如焦虑、愤怒、羞耻、烦恼、忧伤、担心、释怀、高兴、愉悦、内疚）。再次声明，你只需尽力而为，写下所能命名的情绪即可。

我们为你填写了方框 C 中的内容——试图避免体验不舒服的情绪。

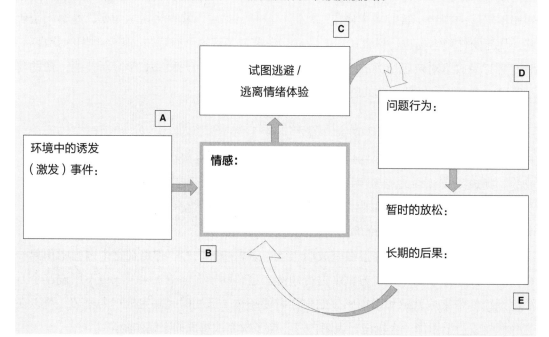

具体来说，你做了什么？你是否暴食、暴食并催吐、情绪化进食或过度进食？在方框 D 中填写你采取的行为。

暴食（或其他问题行为）的直接后果是什么？你暂时感觉好点了吗？长期后果是什么？在方框 E 中进行描述。

以下是我们的一位患者，凯特填写作业的记录：

我最近一次暴食发生于昨晚。我经历了两天非常严重的过敏症状，包括眼睛发痒，眼皮上长出荨麻疹，打喷嚏，以及浑身不适。经过浴室时，我不经意地瞥了一眼镜子，对自己的样子反感不已。在我最糟糕的时候，我觉得自己看起来就像桂格燕麦（Quaker Oats;译者注:美国知名燕麦片品牌）广告上的男子那样——肥胖，面色潮红，并且苍老。

我当时正和丈夫在家看电影，我走上楼，从冰箱里取出一小盒夹心巧克力，心里确信自己会将它们全部吃完。一盒大概有十几个巧克力。不知何故，我设法也给了汤姆几个——可能是假装自己并没有真正地暴食。他吃了两三个，我吃掉了剩下的所有的巧克力。

在下面的图表中，凯特写道，诱发事件（A）是她在镜子中瞥见了自己。这引发了她在（B）

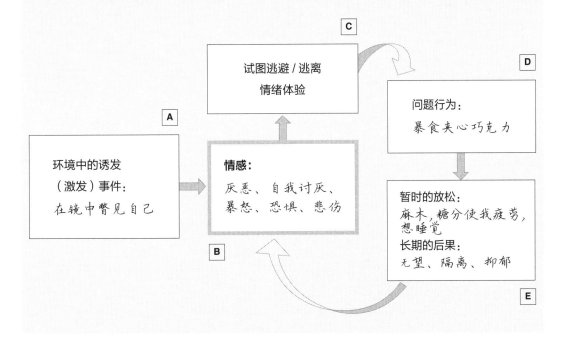

中所记录的情绪，如厌恶、自我讨厌、暴怒、恐惧和悲伤。然后，她试图避免体验这些不舒服的
情绪（C），通过吃大量的夹心巧克力来进行回避（D）。她在（E）中写下的直接后果包括感觉麻木，
因为摄取糖分而感到疲倦，以及想睡觉。她描述了暴食的长期后果，例如感到绝望、隔离，甚至
更加抑郁。

☐　我完成了本项练习，记录了一次最近发生的暴食。

家庭作业练习 1-B ｜ 对于学习 DBT 情绪调节模型和生物社会理论的反应

我们听患者们说，一旦他们了解了 DBT 情绪调节模型和生物社会理论，他们便"打开了眼界，
不能再回头"。意识到你的情绪和暴食之间的联系，对你而言意味着什么呢？你是否注意到自己
对自身情绪的敏感度更了解了？你在成长和/或当前环境中遭遇到的否定情绪的事件是怎样的？
请在下方的横线处进行回答。

_____

_____

_____

_____

_____

_____

_____

_____

_____

_____

_____

凯特写道：

我更了解自己的情绪反应和行为反应了。这些变化主要让我想起了去年发现汤姆有外遇时，自己是多么的崩溃。

这一发现对我的自尊、我对婚姻的信念以及与汤姆的关系造成了极大的打击。我从未经历过如此强烈的失落感。

我感到自己像一个丑陋衰老的女人，已经过了保质期，应该被扔到海中的冰山上（如果还能找到的话）独自漂流。

我认为愤怒和悲痛具有相同的影响力，只是知道这一点，就有可能帮助我停止一次暴食。

家庭作业练习 1-C | 在接下来的这周和下一周中，更多地留意你的情绪和它们与暴食的关系

接下来的这周中，每天花一点时间来思考DBT情绪调节模型和生物社会理论（尤其是在暴食发生之后）。当你更多地了解到自己的情绪以及它们如何与暴食相联系时，你有何感受？在你看来，对暴食脆弱性的新认识可能在未来几周内对你有怎样的帮助？

....

....

....

....

....

....

....

....

....

....

....

....

....

凯特写道：

在我成长过程中，父亲经常发怒，无法预测地暴力相向。这让我非常恐惧。我从来不清楚他发怒的原因，只是试图尽可能不去引起他的注意，以免让他生气。所以我意识到我从来没有过健康的对愤怒的认识，也从未学过如何应对他人或我自己的愤怒。我总觉得过于生气是一个问题，而没有意识到有问题的不是愤怒本身，而是一个人在应对愤怒时的表现。我父亲会在愤怒时扔东西，我会试图用食物来压制愤怒，在过去，也会吃得很少。

回想我的童年，让我意识到，在过去的一年里忍受自己对丈夫的愤怒是多么的艰难。难怪我如此渴望吃巧克力以及我能找到的其他一切食物，让自己感觉麻木。每天花一些时间去了解这种联系，以及为什么愤怒对我来说特别难以忍受，这是一个非常有用的方式，提醒我不要再重复旧的模式。

☐　这周我每天都有关注（试图留意）学习情绪调节模型和生物社会理论的影响（尤其是在暴食发生之后，如果有的话）。

第2章

做出承诺，停止暴食

在本章中，我们将减少"讲授"的内容，而是引导你完成一系列练习，以帮助你深入思考为什么自己想要停止暴食。你当然想要停止暴食，否则你就不会读这本书了。但是经验告诉我们，大多数难以改变的行为，比如暴食，对我们来说都有着非常重要的目的。了解这些目的，是阻止暴食行为的关键。

这些练习中，你需要面对暴食给你生活带来的负面影响，这可能会让你感到痛苦。通常我们会提醒患者（当然你可能已经知道了）：回首你成为现在的样子的历程，是学习如何到达你想去的地方的重要一步。

你在本章练习中付出的时间将物有所值。探索自己与食物的复杂关系，以及你对于改变这种关系的承诺，会为你课程的学习建立坚实的基础。如果在未来几周或几个月内，发现自己陷入挣扎（顺便一提，这是非常正常的现象），你可能会在本章中找到答案，提醒自己是什么促使你参加这个课程，并给你提供你想要的动力，所以尽管暂时面对挑战，你仍能坚持学习。

从过去中学习

练习1 | 回顾自己停止暴食的尝试

约翰曾多次试图停止暴食。起初，他确信自己意志力薄弱，是一个失败者，他的暴食是一种不可能打破的习惯。在使用情绪调节模型分析自己的暴食，并了解了生物社会理论之后，他开始明白，尽管尝试了医生建议的多种饮食食谱和减肥药，他在停止暴食方面仍有很多困难，这些困难都是有原因的。其中最主要的原因，是他的房子里放了太多诱人的食物。他没有意识到自己在情绪上是多么脆弱，特别在深夜或周末；他也不知道如何忍受烦恼和孤独等感觉。当没有任何健康的应对方式时，他很容易转向食物和暴食。第二个原因在于，他看到自己根本没有留出任何时间定期缓解自己的高压力。比如说，他从来不愿意花时间进行规律的运动。第三个原因是，他的周末总是缺乏规划。他意识到，由于自己长期只顾工作，疏于培养友谊，他常常感到隔离及孤独，这使得自己的计划注定失败。

a.　**你做过什么尝试，为什么它不起作用?** 拿起这本书可能不是你第一次为控制饮食所做出的尝试。花点时间考虑一下，你过去曾试图如何停止暴食，以及这些尝试未能生效的原因。在下方写下三个最主要的原因。

　　1. ....
　　　　..
　　　　..
　　　　..

　　2. ....
　　　　..
　　　　..
　　　　..

　　3. ....
　　　　..
　　　　..
　　　　..

下面是凯特（在第 1 章中介绍过）完成本练习的示例：

1. 我试过使用 "全或无"，非黑即白的行为。我会饿自己 1～2 天，然后在接下来的 1 周或更长时间内完全失去控制，再次暴食。

2. 我太羞愧，因而不敢寻求帮助，暴食是我的一个秘密。我从来没有真的超重，所以很容易向外界，同时在某种程度上也是对我自己，隐瞒自己患有暴食症的这一情况。

3. 我非常关注体重秤的读数。我过度关心这些数字和服装的尺码——而不是身体和情绪健康。

b. **什么曾经帮你停止暴食（即便只是暂时的）？** 现在，我们希望你能思考一下，什么时候你控制住了暴食。无论之后是否复发，能在一段时间内减少暴食便算是成功。促成这些成功最重要的三个因素是什么？在下方写下你的答案。如果你需要更多的书写空间，可以另外附纸。

　　如果你在回答这个问题时遇到困难，也许回想以下经历会有帮助：有没有一些时候，尽管感受到冲动或渴望，你仍然可以阻止自己暴食。是什么因素（例如抽出时间进行自我照顾，冥想、锻炼或记日记，安排相对固定的吃饭时间等）帮助到你？你也可以看看凯特是如何回答的，看看是否会给你一些启发。

1. _____

_____

_____

_____

_____

_____

_____

2. _____

_____

_____

_____

_____

_____

_____

3. _____

_____

_____

_____

_____

_____

凯特写道：

1. 我不能确定自己有意识的努力是否可以阻止自己暴食。暴食的消失主要是因为一些影响我情绪的外部因素。例如，我在假期里与母亲一起生活时，我当时一个月都没有暴食。这是一段非常平和的时光，父亲不在家，我们住在湖边的小屋里。我记得我们当时吃新鲜的食物，长时间散步，我很少出现暴食的冲动。另一次停止暴食是我和丈夫在一起的第一年里。我因为和一个让我为之疯狂的人在一起而感到很高兴，当时几乎没有暴食冲动。我都没有挣扎过。

2. 我从很小的时候就开始暴食了，那时我10岁都不到。我11岁的时候有一段时间没有发生暴食。有一天我回到家里，发现我的父母将我的狗还给了卖家。它之前咬伤了我，所以这件事并不意外，我只是不知道它什么时候会被送走。但是当我回到家，发现它被送走之后，我感到很震惊，陷入了寂静的抑郁深渊，这状态持续了一年，一直到我12岁。我没有胃口，悲伤凌驾于其他感情之上。我的暴食主要是由焦虑、愤怒或被拒绝引发的。但是，感受到真实而深刻的伤心或悲痛时，我并不想暴食。

3. 在写下这些答案时，我了解了自己控制暴食的因素取决于外部环境，就像暴食会被环境影响一样。我没有使用任何特殊的方式停止暴食。只是环境发生了变化，而这些变化干扰了大多数产生暴食的契机。例如做一份压力很大或较小的工作，或是我加入慧俪轻体（Weight Watchers；译者注：美国一家减肥瘦身公司）并规律饮食的时候。

c. **哪些因素影响了你的暴食行为？** 花一点时间，看看你是否可以通过回顾上面a和b的回答，来找出影响你暴食的一些因素。某些触发因素是否会持续导致暴食，或者仅在某些情况下造成暴食？也许在某些时候你曾找到一种不同的方式来应对强烈的情绪，而不是转向暴食？

安吉拉能够将 a 和 b 中的信息放在一起，找出其中的模式——她在工作日比周末更频繁地暴食。她暴食的触发因素，尤其是她最强烈的暴食，似乎是受到工作的影响，通常是和她的老板有关。她意识到，当老板外出度假或者自己不在公司时，她更容易控制暴食冲动。当她参加与工作或家庭无关的活动，在自己投入最多的两个领域之外稍事休息时，她也能更好地控制自己的饮食。比方说，她在下班后不直接回家而是与朋友一起参加瑜伽课，或者她和丈夫在晚餐后出门散步的那段时间，她成功地控制了暴食。

使用下面的空格讨论影响你暴食的因素，并写下你注意到的任何模式。

....

....

....

....

....

....

....

....

....

....

凯特写道：

对我而言，我的暴食很明显是由一些关系冲突引发的。我注意到有两件事可以帮助我管理暴食冲动。第一个也是最重要的是有个见证人（我的治疗师、密友、医生），他们看见并理解我的挣扎，能够包容我的困难且不会因此而产生负担。

第二个是思考未来的自我。这有点像想一些尚未发生的事情，在其中加入对过去真实事件的记忆。例如，我可以想象自己舒适地穿着真正喜欢的衣服，或者和朋友们一起唱歌的时候只想着音乐，而不是想着自己在唱歌的时候是什么样子！

我们希望你了解自己为什么暴食。你可能感觉暴食是随机的，但实际上，它们会在特定情况下，基于某些特定的原因而发生。康复的过程包括查找暴食发生的原因，了解原因后，你将能够做出合适的改变，以阻止暴食继续发生。

审视现状：评估暴食的利弊

练习2 │ 识别暴食的好处和弊端

在本课程的这一阶段，我们会要求患者，同时也要求你，看看暴食的利弊。显然暴食是你想要停止的行为，这是本课程的目标。但重要的是要承认暴食曾经给你带来的好处。我们的一些患者愿意承认这些"好处"，而另一些人则认为暴食没有任何好处，纯粹是一种负面体验。我们列出了患者对我们提到的一些好处，即使你可能认同后者的观点，我们希望你能阅读这份列表，看看其中是否有对你适用的条目，或者是否促使你想到其他的情况。请在示例后面的空白处写下自己暴食的好处。

- "吃是让我感觉良好的主要方式。这是我为数不多的奖励或乐趣。"
- "这是一种逃避方式。它给我带来安慰，让我感到平静。"
- "我喜欢食物，我想吃多少就吃多少，想什么时候吃就什么时候吃，这是我的权利。"
- "只有食物是我可以控制的东西——没人可以告诉我我不可以吃。"
- "暴食让我和那些不知该如何解决的问题之间拉开距离，就像是一次'暂停'。"
- "食物是我的家人表达爱意和庆祝的重要部分。"
- "暴食和超重给了我一个回避事情的借口。"
- "我一天精疲力尽后，进食让我平静下来，得以放松或入睡。"
- "暴食让我对自己的期望更低，我可以不必为尝试新事物而感到不适，也可以因此避免产生失望感。"

暴食的主要好处：

- ....
....
....

- _____

- _____

- _____

- _____

- _____

- _____

- _____

凯特写道：

- 暴食帮我避免感受到婚姻问题带来的痛苦。
- 暴食允许我降低对自己的期望，因此我不用设定高目标，就可以提前应对失败。
- 当下的暴食让我从对自身健康，包括高血糖的担心中暂时解脱出来。
- 暴食使我转移注意力，不去想那些会引发焦虑的挑战，如角色竞选或歌唱表演。

前面提到的好处并非所有的情况。众所周知，暴食有其严重的弊端。想想暴食最重要的弊端，并在下面列出。和前文一样，我们会给你提供一些可能的弊端。

- "暴食让人感到尴尬和羞耻。"
- "暴食让我感到疯狂和失控。"
- "暴食使我回避可能让我的生活更丰富、更有意义的事情。我失去了与他人在一起的愿望，只想离群索居。"
- "暴食会损害我的身体健康（例如体重、胆固醇、血压、关节）。"
- "暴食让我不喜欢或不尊重自己。"
- "暴食让我在自己的需求未能得到满足时误以为得到了满足。"
- "暴食使我自尊心受挫"。
- "暴食让我产生强烈的内疚感和难以应付的后悔感。"
- "暴食让我总是遮遮掩掩的。我不想让人完全进入我的内心，了解到这部分的我。"
- "暴食使我无法做到真正开心，并对自己感到满意。"

- _____
  _____
  _____
  _____

- _____
  _____
  _____

- _____
  _____
  _____

- _____
  _____
  _____

- _____
  _____

· ....

· ....

· ....

凯特写道：

- 暴食使我感到内疚、羞愧以及自我怨恨。
- 暴食让我害怕食物。
- 暴食让我觉得自己好像总是遮遮掩掩的，而我已经厌倦了这样。
- 暴食让我感到身体不适，这使我更难表现得具有魅力。
- 暴食使我对未来感到绝望。
- 暴食会降低我的自尊心，让我停留在自己的舒适区，不去挑战自己，不能使自己变得更富有创意和更愿意冒险。
- 暴食让我感到害怕，因为我知道我正在让自己的血糖水平进一步升高。

练习 3 │ 比较暴食的利弊

查看并比较你在练习2中完成的关于暴食的主要好处和弊端的两个列表。这些好处看起来很有吸引力，是不是？暴食能使你立刻高兴起来，其效果是如此强大，让你至少暂时得以忽略它长远的让人痛苦的不利因素。

重要的是，你要问自己，继续暴食是不是和过上快乐的、富有满足感的生活不能兼容？你能两者兼得吗？如果你认为也许自己可以，请记住，当我们提到"快乐的、有满足感的生活"时，并不是指草草度日，能够减少痛苦就足以的生活。你可能已经拥有那样的生活了。我们正在谈论的是感觉自己真正地活着，正在实现自己的潜能。我们所指的是拥有你能够拥有的最好的生活。

你是否能够让自己相信，继续暴食与过上快乐的、高度满足的生活是不相容的？在下方写下你的想法。

凯特写道：

呃……是啊。我完全相信这点。我有太多想做的事情，并且我不知道自己在人世的日子还有多久。我能确定的是，我不想把我所剩下的时间拿来应对暴食！！！

练习 4 │ 找到你的价值观

我们现在要求你将注意力转向对你最重要的价值观。这些价值观，换言之，你的原则或行为标准，是你认为生活中重要的内容。在下文中，我们列出了人们可能持有的一些价值观的例子*。如果你最重要的价值观不在其列，请添加你自己的价值观。在列表的最后，我们会要求你选择你认为最能代表自己的 5 个价值观。例如：

成就：实现重要目标　　　　　　　　　**权威**：管理他人并为他人负责

冒险：有新的和令人兴奋的冒险　　　　**自治**：独立及自己做决定

---

* 改编自 William R. Miller，Janet C'de Baca，Daniel B. Matthews 和 Paula L. Wilbourne 编著的 *Personal Values Card Sort*（2001）。阿尔伯克基：新墨西哥大学。该内容不受版权限制。

美：欣赏（和创造）美	**希望**：保持积极乐观的态度
挑战：承担有挑战的任务和责任	**内心的平静**：体验个人的平静
变化：拥有各种生活经历	**知识**：学习并贡献有价值的想法
舒适：拥有愉快舒适的生活	**爱**：爱身边亲近的人也被他们所爱
贡献：为世界做出持久的贡献	**适度**：避免过度，找到平衡
创造力：做创造性表达	**打破成规**：质疑及挑战权威和规范
职责：履行职责和义务	**养育**：照顾及培养他人
同情心：理解和分享他人感受的能力	**理性**：以理性和逻辑为指导
公平：对他人的公正待遇	**浪漫**：在生命中拥有强烈的、激动人心的爱情
家庭：拥有一个快乐、充满爱的家庭	
宽恕：宽恕自己和他人	**安全**：感到安全和放心
友谊：拥有亲密、相互支持的关系	**自我接纳**：以关爱的态度接受自己
乐趣：玩耍，玩得开心	**自我控制**：对自己的行动自律
成长：持续地发展和成长	**灵性**：在灵性上成长及成熟
健康：身体健康	....
诚实：诚实守信	....

a. **选择你认为最能代表你的 5 个价值观，并在下方列出。**

1. ....

2. ....

3. ....

4. ....

5. ....

凯特列出了以下价值观，其中两个是她新加入的（真实、智慧）：

1. 创造力
2. 自我接纳
3. 成长
4. 智慧：能够看到表象之下的本质，并根据这些采取行动
5. 真实：真诚、真实，不要伪装成任何人，而是做自己

b. 针对你最重要的 5 个价值观，写下每一个价值观对你个人而言意味着什么，以及是什么帮你了解到它对你而言很重要。

例如，你是否根据该价值观做出了某些决定或采取了某些行动？

1. ....
....
....

2. ....
....
....

3. ....
....
....

4. ....
....
....

5. ....
....
....

凯特写道：

1. 创造力感觉就好像是我之所以是我的基础，是我最好的部分，让我感觉自己是一名艺术家的，最具活力的部分。我非常重视创造力，所以它影响了我对职业的选择。

2. 自我接纳：当我感到最平衡的时候，我可以接纳自己，并对自己富有同情心。这也让我感受到对他人的接纳和同情。

3. 成长于我很重要，它使我感到生而为人的幸福，提醒我自己正在学习、成长并充分享受生命。

4. 智慧：我钦佩那些我认为有智慧的人，我想像他们一样，将自己的生活聚焦在真正重要的事情上，而不是在肤浅的问题上浪费时间。

5. 真实：我很重视能让他人看到真实的自己，而不是躲躲藏藏或试图给别人留下深刻印象。

c. **你的暴食是如何与每个价值观相关联的？** 暴食对于每个价值观都有所帮助，还是产生干扰？请描述你所认为的暴食与实现你每个核心价值观的能力之间的联系。

1. _____
_____
_____
_____

2. _____
_____
_____
_____

3. _____
_____
_____
_____

4. _____
_____
_____
_____

5. _____
_____
_____
_____

凯特写道：

1. 暴食与我最重视的一切背道而驰。当我暴食时，它会干扰我的感觉，让我觉得自己无权拥有创造力。我觉得我是一个冒名顶替者，因为我的艺术家同事们没有一个人像我这样。
2. 暴食让我自我厌恶。假如我无法对自己产生同情，我不能保持自我接纳。
3. 暴食使我躲躲藏藏。它削弱了我的能量和活力。我对成长和学习失去了兴趣。感觉仿佛我所能做的全部是尽力熬过一天，直至上床睡觉。我失去了更多的目标。
4. 暴食使我的注意力变得狭窄，让我厌恶自己。我被困在自己的脑子里，以至

> 于我没有我所需要的自我接纳能力去真正地承担风险和成长，因此我不再拥有获得智慧所必需的品质。
>
> 5. 由于我太为自己的暴食而感到羞耻，我把它作为私密、丑陋的秘密藏在心里。这阻止我做真实的自己。我甚至骗自己，将那些我明知会引发暴食的事情合理化。

这项练习的目的是看你是否觉得暴食与你的核心价值观一致。大多数情况下，人们发现他们的价值观和暴食之间存在着很大的脱节。如果这和你的情况相符，它会让你更有理由停止暴食！

展望未来：没有暴食的生活

以下练习旨在让你思考没有暴食的生活会是什么样子。

练习 5 │ 假如没有暴食，你的生活会变成什么样？

---

a. **如果你能从一个水晶球中看到已经停止暴食的自己，你会看到自己正在做什么事？** 你的生活会变成什么样？它和你现在的生活会有什么不同？例如，你的精神状态所反映出的身体情况，参与的活动，选择的服装风格，会受到什么样的影响？如果你暴食的时间太长，以至于很难想象自己的未来没有暴食，请试着把注意力集中在你所经历的短期结果上。比如说，如果你在前一天晚上没有暴食，在第二天早晨会有什么感受？如果你没有在暴食上花这么多钱，你的财务状况会受到怎样的影响？

凯特写道：

我可能会觉得……不对……我一定会觉得很舒服。我会有更强的自我同情心，更愿意去参加我喜欢的活动，比如唱歌，和做我之前讨厌的事情（比如记账），因为我不会再把钱用在暴食上！我不会再严厉地评判我的外表，因为我会忙于做其他事情！而且我真的很享受食物，及和我喜欢的人一起分享食物！

b. **对于没有暴食的未来，你所注意到的最重要的方面是什么？** 你如何看待未来的自己与当前现实之间的差异？请在下面进行探讨。

凯特写道：

我发现我享受食物！我觉得自己花了太多时间去想食物是一种威胁，却没有想过食物如何成为一种享受。当我没有深陷暴食的疯狂旋律中，我可以享受烹饪以及为他人准备食物的过程。这真是一件值得期待的事！我知道真切地感到饿然后吃东西是一件多么的令人愉快的事情。如果我没有暴食，我每天将有三次这样的愉悦享受。

做出承诺

你可能不相信此刻是你停止暴食的合适时机。这个决定显然完全取决于你。上面的练习可能使你了解到，暴食并没有完全影响你的生活质量。许多人能接受想吃就吃的生活方式，并且仍能感觉非常好。如果这符合你的情况，那么你已经发现了一些对你而言非常重要的信息。如果该情况在未来发生了变化，请记得你随时可以开始这个课程。

　　或许，对你目前的情况而言，暴食带来的好处超过弊端。目前即便你不喜欢它们，你也愿意接受这些不利因素（例如：降低自尊、健康问题和／或在面对引发情绪的情境时通过食物来回避或自我麻痹）。这取决于你自己。

　　你同时也须问自己，你是否只是想尽量减少暴食，因为完全停止似乎太令人望而却步了。这个课程已经帮助了很多人，它不太可能完全无法帮到你。如果你已经充分了解自己的需要，并仍认为现在不是停止暴食的最佳时机，明白这一点对你来说很重要。再次说明，如果情况发生变化，请记得你随时可以开始这个课程。

　　你现在还在阅读本书！所以我们假设你已经决定停止暴食，让自己有机会过上自己想要的生活，并相信停止暴食是唯一理智的事情。

　　研究表明，做出承诺具有力量，这种力量不存在于简单的一句"我会试试"中，通过口头或签名来做出承诺的人更有可能坚持到底。只是说"我会尽我所能"，其实并没有关上通向暴食之门，即使只是留了一道缝。从某种意义上说，尝试就是"75% 的我会努力，但如果情况很糟的话，我会给自己一个机会回去暴食。"实际上，在剩下的 25% 的时候提醒自己做出**零**暴食的绝对承诺，会让你更有可能坚持到底而不转向食物。做出承诺的基础在于，你已经充分了解到，停止暴食与你的生活目标和价值观如何相互关联，这意味着当你处于紧张状态以及暴食的"好处"让你蠢蠢欲动时，你不必再反复考虑。你已经决定了什么符合你的长远利益，这其中不包括暴食。但是别担心，我们并没有要求你在没有任何支持的情况下做出这个承诺。我们只是要求你先承诺开始参与这个课程。通过承诺参与本书中的课程，而不是直接转向食物，你给了自己一个机会用我们教你的健康的应对技能来管理暴食背后的情绪困扰，从而进行必要的改变。

　　总结一下，我们请你做出承诺：

停止暴食
并且
先使用本课程！

在做出这个承诺之前，请你花一点时间考虑。
你有什么顾虑吗？
　　本页下方的方框中列举了我们过去从患者那里听到的一些担忧，我们将其中一些问答与你分享。

关于做出承诺的担忧

担忧： 如果我不确定自己能否坚持，我该如何做出承诺呢？

回答： 你是担心自己现在转向食物（而不是使用课程中的技能）吗？或者你是担心自己将来不会使用课程中的技能来解决问题？我们正在谈论这一刻，当下，不是关于未来。生命终究是由一个个瞬间组成的，是一系列连续的当下瞬间。在这一刻，你能否承诺停止暴食并采用本课程中的技能而不是食物来解决问题？如果可以做到的话，那我们就开始吧。

担忧： 假如对我而言，不通过吃东西解决问题是不可能的，那我如何遵守这个承诺呢？

回答： 这真的**不可能**吗？我们知道，想到自己的生活中无法立即使用食物作为让自己感到舒适的方式，会非常、非常困难，让人不适及可怕。但是你的意思是你认为若是自己采用本课程中的技能而不是食物来解决问题的话，就没有办法**活下去**吗？我们认为，你也不得不同意，你**可以**通过学习本课程解决问题并活下来。请不要因对未来的恐惧而阻止你。我们相信你可以做到这一点。我们不会要求你做任何我们知道不可能的事情。你能行的。

担忧： 这也许对别人是**可能的**，但我肯定没法做到。我肯定会失败！

回答： 也许相对于做出承诺后再失败，预言自己无法停止暴食反而会让你感觉更安全，我们理解这种想法。然而，我们从关于承诺的研究中了解到，当人们没有做出承诺，或者说他们只能做出很少的承诺（当他们从一开始就说自己没有希望的时候），成功的可能性便降低了。

担忧： 如果生活中不可能没有暴食怎么办？

回答： 许多患有暴食症的人变得习惯于低生活质量，以至于感觉好像没有其他可能性。我们邀请你设想一种可能看起来无法实现的生活，这种生活可能会让你觉得自己想要的东西太多了，这听上去**的确**很可怕。但我们相信你可以做到。我们相信你可以让自己希望生活变得更好。

担忧： 感觉好像仅仅做出承诺这件事就会让我想要暴食！

回答： 你担心做出承诺，认为如果你这样做，就是在让自己陷入失败之中，你会在这里做出承诺，然后直接去暴食。有件事可能对你有所帮助，你可以问自己："*是否有可能设立一个目标，即使觉得可能无法达到目标？设置一个可能达不到的目标是那么不对的事吗？*"

回顾一下你到目前为止所写的内容。做一次深呼吸。这些内容让你感觉如何？这是一个严肃的承诺。深入了解自己的想法。如果有需要，可以反思你的观点，让自己确信暴食和拥有满足的生活并不相容。

还记得约翰吗？像许多人一样，他对于签署承诺很是犹豫。约翰在金融界工作，习惯了黑与白，对与错。他已经完成了本章的所有练习，除了最后一部分，但是他觉得自己不能签署停止暴食的承诺，因为他无法预测将来会怎样，他还没有学到本书其余部分的任何技能。此外，坚持自己的承诺对他而言是很重要的价值观，而无法履行承诺的可能性会让他感到焦虑。

这样的挣扎恰恰表明做出承诺有多大的力量！虽然本书其余部分的技能将帮助你阻止暴食，但我们强烈感觉到，一旦你决定停止暴食并积极努力地坚持下去，你可能会对自己想到的新策略感到惊讶。我们与约翰就这一点进行讨论，他突然意识到，自己在**此时此刻**做出承诺，**是基于现在的情况而不是未来**，于是他觉得可以签署承诺协议。约翰做出承诺之后，他全心全意地投入到计划中，取得了很好的效果。

练习6 │ 写下你的承诺，停止暴食

当你准备好之后，请用你自己的话，写下对自己的承诺，停止暴食（或其他问题进食行为），**先采用这个课程中的技能，而不是将食物作为应对情绪痛苦的首选方式。**

....

....

....

....

....

....

签名：..................................   日期：..................................

凯特写道：

　　为了让我的生命活出价值，暴食不再是一个选择。当我通过暴食解决问题时，我并不是真的活着。我选择切断我对情绪的感受，其实是选择麻痹自己。这是在证实我对自己，和我面对现实自我成长的能力的不自信。在我死之前，我想真正了解自己。暴食是在否认困难的感受并假装自己没事。但是我想要真正地活着，即使这意味着经历痛苦、愤怒和悲伤。在寻求食物之前转向这个课程，意味着让自己有机会运用健康的技能来应对感受——这正是我学习的时机！我想要更多的自我关爱、自我同情和自我尊重。我想将自己的感受用于艺术创作中，并且成为一个更有智慧的人。放任自己进行暴食，短期内可能可以解决问题，但长期看来是在浪费我人生在世的各种机会。更不用说这个行为带来的对身体及健康的影响。我有权利得到更多！

　　恭喜你！！！

　　既然你已经承诺停止暴食并首先使用本课程中的技能，我们就可以在后续章节中深入探讨具体内容。

总结

　　在本章中，我们已经要求你认真思考暴食行为，并考虑你是否能够在暴食的同时最大程度地享受生活。因为你在继续阅读本书，我们假设你已经判定了这两者并不相容。

我们已经教过你，如何用暴食的 DBT 情绪调节模型来理解你过去的暴食历史。我们还要求你了解目前暴食对你生活的影响，以及你的核心价值观是否与暴食相一致。最后，我们让你设想，没有暴食的生活会是什么样的。

完成本章可能会遭遇困难，即使如此，我们希望你在结束本章时能对未来感到欣喜。你可以同时感到害怕及兴奋——这是完全可以理解的。在下一章中，我们将介绍本课程的安排，并向你介绍在整个治疗过程中将使用到的重要工具。

家庭作业

完成以下练习，包括完成每项作业后在方框中进行勾选。

家庭作业练习 2-A | 制作一个钱包大小的暴食利 / 弊卡片

在本项练习中，请使用 8 厘米 × 13 厘米索引卡或任何其他可折叠的纸片，以装入钱夹或钱包。

在这张卡片的一面，**列出继续暴食的 5 个最糟糕的后果**。在另一面上，**列出阻止暴食的 5 个最积极的后果**。将此卡片放入钱夹、钱包或其他易于取用的地方，以便在需要时快速查阅。我们的一些患者发现使用智能手机会很有帮助，例如输入这些后果的副本和 / 或存一张该卡片的照片。

对凯特来说，继续暴食的 5 个最糟糕后果是：

1. 自我厌恶
2. 抑郁
3. 健康问题
4. 缺乏创造力
5. 不真实

对凯特来说，停止暴食的 5 大积极影响是：

1. 有精力去过真实的生活，找到真正的自己，而不是浪费时间恨自己或者变得麻木
2. 感受更多的自我接纳、自信、自爱
3. 不会觉得自己总是藏着一个重大的秘密，会更有创造力和成长空间
4. 对自己的身体更满意
5. 更好的身体健康状态

☐ 我已经填写了暴食利弊卡片，列出继续暴食和停止暴食的后果。

家庭作业练习 2-B ｜ 创建承诺卡

在另一张 8 厘米 × 13 厘米索引卡或其他纸上，抄下你所说的停止暴食的部分或全部承诺（取决于纸张的大小）并**首先转向本课程而非食物来应对情绪困扰**。你也可以将这些内容复制到智能手机上。

凯特在她的承诺卡上**写道**：

为了让我的生命活出价值，暴食不再是一个选择。当我通过暴食解决问题时，我并不是真的活着。在我死之前，我想真正了解自己。暴食是否认痛苦的感受，所以我可以安然地继续生活而不激起任何波澜。但我想要真正活着，即使这意味着要体验痛苦的感受。暴食带来的麻木虽然在短期内很诱人，但却最终令人心碎，浪费了我完全真实地生活的机会。

☐　我已经制作了一张承诺卡（可以随身携带）以提醒我，我承诺停止暴食并转向本课程而不是转向食物。

家庭作业练习 2-C ｜ 制作动机卡

如果你在阅读本章节过程中，读到任何特别打动你的，可以帮助你提高动机的内容，你可以将其摘录到可随身携带的 8 厘米 × 13 厘米索引卡或可折叠纸张上，以便自我提醒。

复制到你的智能手机上也会有所帮助。你可以留出空间，以便在本课程的学习过程中往卡片中添加内容。

凯特在她的动机卡上**写道**：

有时我可能需要一个见证人帮我避免迷失自己，帮我坚持学习这个课程以及坚持我的承诺。这非常重要，因为暴食带来的短暂麻木有时非常诱人。但我的价值观太重要了，我不能忽视它们。

☐　我已经制作了一张动机卡，摘录了本章中其他一些有助于让我保持积极性的内容。

家庭作业练习 2-D ｜ 使用你的卡片进行练习

　　使用你的卡片进行练习！ 这对于长期改变你的思维和行为方式而言至关重要。如上所述，将卡片放在钱包、钱夹或其他方便拿取的地方（例如智能手机），这样你就可以轻易找到它们，并且**每天至少可以读一次**（我们推荐你将它作为每天起床后做的第一件事）。此外，当经历暴食冲动的时候，你会希望这些卡片就在手边，可以马上使用它们。

　　特别是在阅读承诺卡时，尝试通过几次深呼吸来减慢阅读速度。尝试抵达自己内心深处所在，坚定地承诺自己要提高生活质量，并认识到通过食物解决问题会让你付出高于你能承受的代价。记住你写下承诺时的感受。试着体会当时的感觉，那坚定的承诺，以及伴随它的力量和清晰感。

　　我们意识到，根据你在本章中完成练习所需的时间，可能还有几天就会进入下一章（如果你的目标是每周完成一章的话）。没关系的！现在重要的是制作这些卡片，这样你就可以在本课程后续章节以及课程结束后使用它们。

☐　我把卡片放在我可以轻易找到的地方。

☐　我每天至少通读一次卡片。

　　我们想再说一次：

恭喜你做出承诺！

第**3**章

讨论课程目标和实现目标的方法

这个课程的总体目标是让你过上你想要的生活，包括停止暴食和其他相关的问题行为。然而我们知道，当你有一个复杂的长期目标时，通常很好的方法是把它分解成更小的步骤。这一章就是一个很好的例子。我们有很多信息想和你分享，我们已经将其分成了三个小部分。不过，这仍将是一个较长的篇章，我们预祝你能坚持下去！本章的第一部分讨论了本课程的目标。第二部分是日记卡。我们把最好的留在了最后一部分，在这部分中我们将向你介绍正念技能。

课程目标

我们将获得你想要的生活的方式分解成以下 4 个步骤。按照顺序进行这些步骤十分重要，因为每个步骤都依赖于前一步骤的实现。

获得你想要的生活的步骤如下：
第 1 步：停止任何干扰本课程的行为。
第 2 步：停止暴食。
第 3 步：减少与进食有关的其他问题行为。
第 4 步：减少其他（非进食）问题行为。

第 1 步：停止任何干扰本课程的行为

停止**任何**干扰本课程的行为非常重要，其原因在于，如果你可以自己停止暴食，你就不会使用这本书。如果这个课程对你有帮助，你必须积极参与——阅读书中的章节，完成指定的练习和家庭作业，并学习如何应用这些技能。这将帮助你遵守你在第 2 章中所做出的承诺，在转向食物之前先使用这个课程中的技能。任何妨碍你积极参与的行为都必须优先解决。假设我们的一个患者在治疗过程中迟到了，这意味着她可能会错过很多正在教授的材料。尽管患者的目标是停止暴食，但治疗的第 1 步仍然是了解她为什么没有及时参加治疗，以及我们能做些什么让她按时来参加。例如，她可能和她的治疗师关系有问题，导致她经常迟到。或者，她的伴侣对她参加这个项目持否定态度，他们在她每次离开之前都会争吵。可能会有很多不同的原因。但是不管原因是什么，我们的第一个目标是找出困难并解决它。你对这个课程的积极参与和承诺对你的成功至关重要，所以你的首要任务是确保你已经处理好任何可能妨碍你参加本课程的事情。

第 2 步：停止暴食（无论是大暴食还是小暴食）

获得你想要的生活的下一步是停止暴食。暴食通常定义为摄入大量或过多食物，例如，相当于两餐或三餐的份量，比如三大份意大利千层面（lasagna；译者注：**一份大约相当于中国的一碗面条**）的同时体验到失控感。研究表明，失控感可能比进食量更值得重视。因此，如果你在吃了大部分人**不认为**过量的食物（比如，两块标准大小的饼干）的时候感到失控，在这个课程中，你将把它算作一次暴食，但记录为一次小暴食。这两种暴食是情绪化进食的不同类型，为了充分发挥你的潜力，你必须要停止所有暴食行为。要是你同时存在大暴食和小暴食，我们建议你先停止大暴食。

第 3 步：减少与进食有关的其他问题行为

获得你想要的生活的下一步是减少 / 停止其他与进食有关的问题行为。这里所说的包括任何与进食相关，即使不被认为是暴食的问题行为。正如我们先前所说，我们不想让你太纠结于定义或标签，但我们发现将暴食或伴有失控感的饮食与其他与进食相关的问题行为分开（第 2 步）会很有帮助：

- **情绪化进食**主要是为了缓解情绪上的不适，而非身体上的饥饿。它包括暴食和不涉及失控的进食。无论你是否感到失控，情绪化进食都是有问题的，因为当你在强烈情绪下进食，会加强情绪不适和进食之间的联系。此外，如果你回避学习及练习有效的方法来应对自身情绪，当你面对诱发因素时，则更有可能陷入情绪化进食或升级为暴食。

- **无意识进食**是不专注或没有意识的进食。我们一些患者说，一旦他们意识到自己已经吃了多少东西，他们会由于对自己失望而吃光剩下的食物或者寻找更多的食物，最终陷入暴食（约翰就是这样做的，你将会在第 8 章读到更多相关内容）。

- **冲动地打破平衡饮食计划**（如果你有这样的计划的话）可能和情绪化进食有重叠，但我们关注其中不同的部分。我们一些试图遵循平衡饮食计划的患者会碰到诸如吃了计划外的零食，比原计划吃的多等问题。吃了计划外的食物后，他们对此的情绪反应，比如感到内疚或羞愧，通常会让他们完全放纵自己，进行暴食。我们在第 1 章莱蒂西亚的故事中就看到了类似情况，她决定放纵自己，因为自己已经"搞砸了"，不妨就开始暴食，第二天再重新开始饮食计划。我们将这种放弃和屈服于食物的决定称为**"投降"**。投降可能看起来是被动行为，但实际上是你主动隔绝了不暴食的选择。事实在于，你总是可以选择暴食或不暴食，即使有时看起来并非如此。

然而，这并不适用于过于严格的饮食计划，因为这会使你的身体太饥饿，因此更容易暴食。我们将在第 10 章针对过于严格的饮食计划进行更具体的讨论。正如我们在前言中提到的，如果你想减肥或维持体重，我们建议现在就阅读这一部分的内容（第 160～161 页）。

吃太少会让你在生理上更容易受到暴食的影响，因为身体上的饥饿是非常不舒服的，也非常难以忍受。

- **暴食冲动**以及**对食物的渴望和先占观念**是进食相关的其他问题行为。你可能已经注意到许多暴食者经常想着食物。我们认为经常想着食物是一个有问题的进食行为，因为它是一种通过无效行为来分散痛苦的方法，可能会导致暴食。

- 当你告诉自己你的行为与暴食无关时，**貌似无关行为**（apparently irrelevant behavior, AIB）就会出现，但你内心深处知道它与暴食有关。貌似无关行为的一个例子是"为了好玩"购买一种诱人的甜点，而且你知道你对这个甜点的关注可能会引发一场暴食。另一个常见的貌似无关行为是不称体重，这剥夺了你关于进食后果的重要反馈。不称体重会干扰你的意识，你可以假装自己的暴食行为并没有那么严重。貌似无关行为通常是无意识的，但是随着对于本课程的学习，你会越来越容易意识到它们。

第 4 步: 减少其他（非进食）问题行为

一旦完成了前 3 步，你就已经做好准备，可以停止其他问题行为了。正如我们在前言中提到的，这些可能包括过度花费、过度锻炼和／或过度工作——请参阅下方的方框。任何你为了回避、自我麻痹或逃避情绪不适的行为（包括回避社交）最终都可能增加你对于暴食的脆弱性。反复发生的问题行为会强化痛苦情绪感受与转向不符合你核心价值观的问题行为之间的不健康的关联。所幸的是，我们所教授的技能既适用于与进食相关的问题行为，也适用于非进食的问题行为。

非进食行为问题的例子

下文的描述中，是否有哪一个让你听起来感觉很熟悉？

杰西卡: 花费过度。"我注意到尤其当我坚持饮食计划，或者我和孩子们度过了艰难的一天时，我会花更多的钱。似乎每当我感到心情低落、不安或者某人伤害了我的感情后，我就想刷亚马逊（Amazon；*译者注: 美国最大的购物网站，类似中国的淘宝网*）或者去购物中心。买东西会让我感觉好受一些。我买了一些我不需要的东西，而且绝对有在不该花钱的地方花钱。但在这些时候，我感觉自己脑子在另外一个'模式'。"

马里卡: 过度运动。"我曾经是一个马拉松运动员，现在依然痴迷于运动。我通常把锻炼安排在我的日程中，如果当天没有运动，我会感到压力很大。我甚至在受伤的时候锻炼，否则我会感到内疚，比如觉得自己变得懒惰了，以及体重会失去控制。我会取消其他事情来腾出时间锻炼，甚至会回避那些对我来说很重要的事情，比如我女儿的舞蹈表演。有时我担心我是在用运动逃避生活——逃避去思考或感受。"

凯西: 超负荷工作。"我一直在高科技领域工作，工作节奏快，要求高。我从来没有

'完成'过工作——总是有别的事情要安排或去做。我的家人抱怨说，即使我在他们身边，我似乎也没有真的跟他们在一起。的确，我似乎永远也无法完全放松下来。我总是处于工作状态，似乎总是焦虑不安，急于应对下一场危机。如果我没有那么多事情要做，我甚至不太确定我会变成什么样子。当我尝试从事与工作无关的活动时，总会有一部分的我在想我'应该'做的工作。"

把这些步骤看作是帮你摆脱暴食并坚持下去的长期目标。本课程将帮助你学习许多技能，你可以将其应用于改变自己的行为模式或习惯，这样你就可以实现你的目标。

记录进度：日记卡

改变和学习新行为的关键是练习，它适用于所有的学习——演奏乐器、掌握一项运动、学习一门外语，等等。它尤其适用于学习去改变像暴食这样的长期行为。

为了帮助你追踪在这个课程中所做的改变，你将每天填写日记卡。日记卡记录你练习最新习得的技能，也记录你对不同情绪（如愤怒、悲伤、恐惧、快乐）的体验。日记卡的目的是帮助你留意情绪和冲动，与已经做出的问题进食行为之间的联系。

日记卡的另一个重要功能是让你有机会描述对这个课程的感受。改变你的饮食习惯通常是极具挑战性的。事实上，即便它不是你尝试过的最困难目标，这可能也是其中之一。如前所述，第 1 步是识别和停止干扰本课程的行为。出于这个原因，日记卡会要求你对想要退出这个课程或其他妨碍你全面参与的行为打分，比如不读课程章节内容，不完成指定的练习和作业，或者不练习如何应用这些技能。如果你注意到自己在退出的冲动或不能**完全**参与方面给自己打了高分，那么请回到第 2 章，回顾一下你决定停止暴食的原因。另外，如果你正在和治疗师（或其他可靠的、支持你的人）一起完成这个课程，这很可能是你们第一个要解决的问题。

作为本课程的一部分，你将每周测量一次体重并记录在日记卡上。无论你现在给自己称重的频率有多高，在这个课程期间，我们建议称体重每周不要多于一次。我们发现，每周称体重超过一次的患者倾向于关注体重的波动，这是没有意义的。这会引发罪恶感、羞耻感和其他让你容易暴食的情绪。另一方面，完全不称体重会让你逃避现实。我们建议的是一种折中的方式，你可以利用这个信息来考虑你的长期目标而不是预设自己的失败。通常选择一个特定的日子和时间来称体重能使你更容易执行这项建议。

当你阅读第 63 页方框里的说明时，你可以参考第 64 ～ 65 页的日记卡。日记卡第二页上的技能是按照这个课程中所教的顺序列出的。（如果你想把每张卡片做成一张纸，你可以进行双面复印或打印。）

练习 1 │ 从今天开始使用你的日记卡

从今天开始填写你的日记卡！为了帮助你记得每天记录日记卡，将记录日记卡融入你的日常生活中，与特别的活动或者仪式相联系。有些人把他们的日记卡放在床头柜上，当他们上床睡觉的时候，他们就会看到日记卡并在睡觉前进行填写。

a. **花点时间做一个计划：**你每天什么时间填写日记卡。把它写在下面。

我关于如何坚持每天填写日记卡（最好是在睡觉前）的计划是：

....

....

b. **开始练习你的日记卡中列出的第一项技能，重申你的承诺（利弊分析）。**

- 练习的方法之一是在每天醒来后阅读自己在家庭作业练习 2-A 中完成的利弊分析卡片。然后读出声来，或是在心中默念："今天我重申我的承诺，停止暴食，在转向食物之前先使用这个课程教授的技能。"

- 选择对你而言最有效的方法进行练习（你可以随时改变它）。一些由患者提出的其他方法，包括阅读他们的承诺卡片（见家庭作业练习 2-B）或者动机卡（见家庭作业练习 2-C），在手机上进行设置，从而在每天自己最脆弱的时候收到写有承诺的短消息（例如：每天下午 3 点），阅读书籍中能够激励他们的段落，看些鼓舞人心的图片，提醒自己未来想要的生活。

我练习第一个技能，重申我的承诺（利弊分析）的计划是：

....

....

如何完成你的日记卡

完成日记卡是这个课程至关重要的组成部分。一些使用日记卡的技巧包括：

不要去评价日记卡所记录内容的"好"与"坏"。（采取不评价的立场是我们稍后将详细讨论的一个方法）。

- 每天完成日记卡，这样你就不会忘记帮助你取得成功的重要细节。
- 在睡觉前做的最后一件事就是填写日记卡，这样你就不会"忘记"记录任何一次暴食，例如：你在当天早些时候填写日记卡，但是之后发生了暴食。

完成日记卡的正面部分

每周使用一张日记卡。从填写这周的日期开始。记录你的体重以及称重的日期。在这周结束的时候，检查一下自己填写日记卡的频率。同时，用 0～6 等级评分评估你在过去一周内经历的最强烈的想放弃这个课程或干扰你积极地从这个课程中取得最大收获的行为冲动。（请记住，想要退出或想要只是阅读而非主动进行练习，这些想法都是合理的，这并不代表你要将这些冲动付诸行动！）

每一天：

- 记录大暴食或者小暴食的次数（如果有的话）。
- 用圆圈圈出"是"或"否"，以此表示你当天是否有其他问题行为以及貌似无关行为。如果你在当天有这些行为，请在日记卡上的空白处进行描述。
- 为了帮你注意到你的情感体验和问题行为之间的联系，你需要在日记卡上记录每天的情绪体验。我们列出了常见的情绪，并留下了一些空白栏，可以填写其他情绪。请参考说明，并从（0～6）等级评分中选择最能代表你当天体验到最高情绪强度的数字。在进行评分时要考虑的关键特征是强烈程度（情绪的强度）和持续时间（该情绪持续存在了多久）。

完成日记卡的技能部分

按照日记卡中所列出的技能顺序，在你使用该技能的日子上画圈。如果有几天你没有练习或者使用任何技能，那就在最后一行"没有练习／使用任何技能"画圈。同时，请务必检查自己一周内填写日记卡技能部分的频率。这有助于了解自己是每天都坚持练习，还

日记卡（1/2页）

本周开始于 ___年 ___月 ___日　本周结束于 ___年 ___月 ___日　本周填写日记卡：□每天　□4～6天　□2～3天　□1天

过去一周想要停止课程或干扰参加课程行为的最高冲动（0～6分）*: ___　称体重日期：___年 ___月 ___日　体重：___

日期	进食和其他行为					情绪										
	暴食冲动*	暴食 大暴食次数	暴食 小暴食次数	其他进食及非进食的问题行为***?	貌似无关行为**?	愤怒 (0～6)	悲伤 (0～6)	恐惧/焦虑/不安 (0～6)	羞耻 (0～6)	尴尬 (0～6)	内疚 (0～6)	无聊/孤独 (0～6)	自豪 (0～6)	快乐 (0～6)	满足 (0～6)	其他情绪 (0～6)
周一				是 否	是 否											
周二				是 否	是 否											
周三				是 否	是 否											
周四				是 否	是 否											
周五				是 否	是 否											
周六				是 否	是 否											
周日				是 否	是 否											

* 从 0～6 中选一个代表当天最强冲动的数字填写（0＝没有感受到任何冲动、想法、感觉；6＝感到非常强烈的冲动）。

** 描述其他进食/非进食貌似无关行为：___

*** 描述其他进食问题与貌似无关行为：___

日记卡（2 / 2 页）

说明： 圈出你使用每项技能的日子。

本周填写日记卡：□ 每天　□ 4～6 天　□ 2～3 天　□ 1 天

	星期几						
重申承诺（利弊分析）	周一	周二	周三	周四	周五	周六	周日
智慧心念	周一	周二	周三	周四	周五	周六	周日
腹式呼吸	周一	周二	周三	周四	周五	周六	周日
辩证思维	周一	周二	周三	周四	周五	周六	周日
观察：只是留意	周一	周二	周三	周四	周五	周六	周日
采取不评判的立场	周一	周二	周三	周四	周五	周六	周日
专注当下的一件事	周一	周二	周三	周四	周五	周六	周日
效果优先	周一	周二	周三	周四	周五	周六	周日
正念进食	周一	周二	周三	周四	周五	周六	周日
冲动冲浪	周一	周二	周三	周四	周五	周六	周日
对当下情绪的正念	周一	周二	周三	周四	周五	周六	周日
全然接受当下的情绪	周一	周二	周三	周四	周五	周六	周日
降低脆弱性／建立掌控感	周一	周二	周三	周四	周五	周六	周日
建立积极情绪（避免逃避）	周一	周二	周三	周四	周五	周六	周日
觉察积极情绪	周一	周二	周三	周四	周五	周六	周日
浅笑	周一	周二	周三	周四	周五	周六	周日
危机生存技能	周一	周二	周三	周四	周五	周六	周日
提前应对	周一	周二	周三	周四	周五	周六	周日
没有练习／使用任何技能	周一	周二	周三	周四	周五	周六	周日

是只填了一两次日记卡，只是基于上周的印象进行技能练习。

一定要保存好你所有的日记卡。你将在课程的不同阶段（例如：在第 7 章和第 13 章）中使用它们，我们将根据你对你进展的回顾，向你提供具体的建议。如果你和治疗师或者其他指导者一起工作，你要和他们分享你的日记卡，来回顾每周的进展。

正念技能介绍

我们在前言中提到，我们将教你三种不同类别但彼此关联的技能。第一种是**正念**，它是学习之后教授的技能模块的基石，包括**情绪调节**和**痛苦忍受**。正念练习可以追溯到至少 3 000 年前。正念练习者中有很多著名人物，包括佛陀。正念是许多东方哲学，以及宗教和灵修的核心元素。近年来，西方对正念进行了科学研究，并证实了正念对控制情绪痛苦的积极作用。

从最广泛的意义上来说，正念就是纯粹地专注在事物上，保持觉察，并且／或者留意正在发生的事情。正念技能教会你如何投入此时此刻，而不对情境或自己做出评价。有些患者担心正念是一个抽象的概念，他们无法学习或练习。但正念其实只是以一种特定的方式去留意。这是每个人都可以发展的技能。许多练习过正念的人都证实，正念能显著提升他们生活中快乐的体验，减轻痛苦。

我们在第 1 章中看到了安吉拉是如何感到不能控制暴食，因为食物让她暂时摆脱了痛苦的情绪。正念技能帮助安吉拉从这些诱发情境中后退一步，这样她的情绪反应就会少一些，并且可以利用技能来防止暴食。这些方式同样也可以给你带来帮助。正念技能使你有能力注意到你的情绪和暴食之间的自动联系。例如，正念增强了你的觉察力，让你意识到心灰意冷的感觉会让你产生暴食的冲动。此外，正念使你有能力利用这种自我觉察，来决定自己会希望使用哪种技能来管理情绪。

正念的基本技能很简单，但需要长时间的练习。这和学习其他技能没有区别。比如说，你可以很快学会举重的技巧，但是你需要经常在体育馆练习来锻炼肌肉。如果你停止练习，那些正念的"肌肉"就会像身体肌肉一样萎缩衰弱。

正念也是一种冥想，我们将在第 67 页的方框里对此讨论。

三种心念

正念提出了三种主要的心念状态：理性心念、情绪心念和智慧心念。每一种心念状态都会影响你的行为。

理性心念

理性心念是一种主要由理性思维和逻辑来控制行为的心念。它们是以事实为依据的。理性心念占主导地位的情况包括维持收支平衡，解决逻辑或数学问题，查看地图，计划和评估一系列行动。你在理性心念中的状态可以被描述为"冷的"。

正念作为冥想

在本课程中，不需要通过冥想来练习正念技能。技能训练足以使你得到能帮助你停止暴食的所有正念的好处。我们的一些患者希望通过冥想练习来进一步提升他们的正念技能（有些人已经有过其他类型的冥想经验）。目前有很多探索学习正念冥想的途径。我们特别喜欢的 Apps 包括 Headspace（*www.headspace.com*），它提供 10 分钟的简明冥想指导，以及免费程序 Insight Timer（*https://insighttimer.com*）。

理性心念有许多好处。但如果只用理性和逻辑来决定行动，你可能会忽略情境中的其他重要方面。例如，理性心念可能会告诉你："要想减肥，只要管住嘴、迈开腿就行了。就是那么简单。"忽略情绪对进食行为的影响，只从理性心念出发，会让你觉得自己是个失败者并最终导致放弃。

情绪心念

这条连续线的另一端是情绪心念——当行为主要是由当下的情绪控制的心念状态。在情绪心念中，你的思维方式是"热的"。理性的决定是非常困难的，事实往往会因你此时的情绪遭到扭曲或夸大。这就好像你被绑在一匹脱缰的马上，没有缰绳来引导它的方向或减慢它的速度。当"情绪心念"接管一切，它就像一股能量的洪流，或者是一轮你无法影响、无法控制的抑郁之潮。

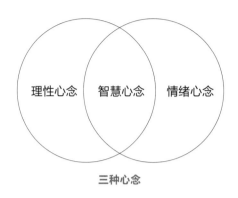

三种心念

　　这绝不是说情绪是"坏的"。我们的情绪反应所提供的信息对于拥有一个丰富的生活而言必不可少，亦可作为一个强大的动力。情感是"天生的"，是生存所必需的。苦难和痛苦可以激励我们去改变。强烈的爱能推动父母穿越大火去救孩子。但完全在情绪驱使下行事也会导致失控的行为，使你背离你的核心价值观。

练习 2 ｜ 当你的情感占主导地位

a. 你能想起一个**情感占主导地位**，并且让你做出**对自己有所帮助的行为**的时刻吗？在下面横线写下你的回答。

....

....

....

....

....

凯特写道：

　　我做出辞掉前一份工作，接受我朋友给我的在她公司工作的决定时，我的情感占主导地位。我之前感觉自己正在慢慢死去，花很长的时间做那些我不感兴趣的工作。问题在于当时我的工资还不错，但是我朋友的公司不太稳定。我头脑中理性的部分告诉我要把注意力集中在丰厚的工资上，而忽略其他方面。但是当我有了这个新机会，我的情绪心念就闯入了。我能够真正感觉到我有多讨厌那份旧工作，并在情感层面上认识到，没有任何经济补偿是值得的。所以，我立即递交了辞呈。让情绪心念主导对我很有帮助，否则我可能只是继续坚持下去，痛苦依旧。我朋友的公司发展得很顺利。现在，我有更多的时间和精力去投入我真正关心的歌唱事业，而收入的下降也并非一件很难适应的事情。

b.　你能想起一个时刻，**情感占主导地位**，但是你做出了**让自己后悔的行为**吗？在下面横线上写下你的回答。

_____

_____

_____

_____

凯特写道：

每一次暴食后的感觉都是如此！我最近感觉最糟的一次是吃完夹心巧克力后。我感觉很糟糕，完全不能站在镜子前看自己。它引发了我所有对衰老和导致汤姆去年出轨的原因的不安全感。

智慧心念

智慧心念是综合了理性心念和情绪心念的一种心智状态。意思是指，当你达到智慧心念时，你会整合来自理性心念的逻辑思维和情绪心念关注于感受的信息。但智慧心念不只是这两部分之总和。智慧心念会引发你的直觉，内在智慧和对真理的体验。当你最好的自己被呈现，你就在智慧心念中——当你同时察觉到你的情感和逻辑，但不被两者中的任意一个所控制。你的智慧心念是会给自己最好的建议的那一部分（不管你是否总是听从！）。智慧心念会将你的逻辑思维（理性心念）和你的感受（情绪心念）结合，使你能够从以你的价值观为核心的，深刻的、平衡的部分，做出决定。你的智慧心念也被称作真我，你的精神，你的内心深处以及你的意识。

人们对智慧心念的体验是不同的——没有一种单一的、普遍的感受。然而，许多人意识到，当他们的决定出自一个非常核心的位置时，他们就在智慧心念的状态。这是一种以非常深刻的、整合的方式了解事物的感觉。第 70 页的方框内给出了一些我们曾经被问到过的，智慧心念会说什么，或不会说什么的例子。

有时候，你智慧心念的建议或回应可能不是付诸行动，而是保持对你的行动冲动的觉察。比如，觉察到自己想要暴食的冲动，但不要对冲动采取行动，因为你的智慧心念知道这样做是自我毁灭。

你的智慧心念会如何回答？

问题： 智慧心念会允许我暴食吗？

回答： 在智慧心念行动之前，它会留意你的冲动，不评判地觉察你所有的体验。我们从未见过智慧心念盲目地给出建议，使你违背坚守的价值观。而暴食，从定义上来说，是一种盲目的（非正念的）行为。

问题： 如果练习技能占用了太多时间，智慧心念会让我停止练习吗？

回答： 智慧心念会认可练习这些技能的确需要时间，并且不带评判地提醒你，如果你有时间暴食，那么你也可以有时间练习技能。

问题： 我是否应该期待智慧心念的建议是平静和安宁的？

回答： 不一定！你的智慧心念可能不得不上蹿下跳、手舞足蹈来转移你的注意力，这样你才能改变你的行为。当你了解智慧心念的合理性时，你可能会找到一种平和的心态，但你决定追随智慧心念的时候，可能也会感到很困难和不舒服。

就像我们的一些患者一样，你可能会想知道自己是否拥有智慧心念！请看下面的方框。以下的体验练习将帮你找到智慧心念。

练习3 │ 找到你智慧心念的练习

首先在椅子上找到一个舒适的坐姿。找一个可以温和地集中视线的地方，这样你便不会分心。让你的椅子完全支撑着你——让你的双脚平放在地板上，你的双手放在膝盖或者大腿上。想象有一根绳子从你的头顶，一直延伸到天花板，让你保持挺直。如果你发现自己走神了，留意到这一点，然后轻轻地把注意力再带回到练习中。

从跟随自己的呼吸开始。这通常是一个有效地增强觉察的方法，因为呼吸可以帮助你锚定在当下的时刻。你不需要做任何类型的特殊呼吸，只需关注你的呼吸。先从注意空气进出鼻孔的感觉开始可能会有帮助。当你呼吸的时候，看看你是否能进入自己的内心，找到一个平和的、宁静的地方。有些人发现把自己想象成一颗慢慢沉入温暖湖中的石片或鹅卵石很有帮助。湖面起了涟漪，但当你沉入水中时，湖水变得宁静。想象你自己飘落下去……温柔地……缓慢地，让你自己沉入并安置在湖底的沙地上。你停下来。沙质的底部全然支撑着你。

在这个宁静、祥和的地方，你离波涛汹涌的表面很远，你可以找到你的核心价值。从你的智慧心念启程，你可以看到和回应什么是真实的。你真实的自我，你的精神，你的意识。你会对各种体验开放。让你内心深处的智慧指引你行动的方向，使它们与你的价值观一致。你的智慧心念会如何回应停止暴食？你的智慧心念会建议你如何处理这门课程？尽情感受与这部分自己接触的感觉，与内在的决心和智慧接触的感觉。在你觉得适当的时候，做三个深深的、缓慢的、平滑的呼吸，离开这个画面。

如果我没有智慧心念怎么办？

无论你相信与否，每个人都有智慧心念。拥有智慧心念就像拥有一颗心——这是作为人的定义之一。你怀疑你是否有智慧心念的一个原因可能是暴食以及其他问题进食行为干扰了你与智慧心念的接触——和最好的自己相处，清晰地觉察自己的存在，内心深处了解什么是最重要的。所以你可能没有完全触及你的智慧心念，或者你有时很难分辨出你的智慧心念和情绪心念或理性心念的"指导"之间的区别。例如，智慧心念是否会告诉你把整盒冰激凌全部吃完，因为如果没有一点剩下的话，第二天你就不用再吃它了？或者，智慧心念是否会将聚会前一天尽量不吃东西，把卡路里留到明天，当作一种有效的策略？如果你不确定的话，可以通过想象你和正与暴食做斗争的好朋友交谈，来判断这些建议是否源自你的智慧心念。想象一下，对方在解释为什么吃完所有的冰激凌或者不吃东西对她来说是个好主意。你会倾听并同意这个建议对她是最有利的吗？我们假设在你内心深处，你知道你不会认为让她吃完所有的冰激凌或者不吃饭对她来说是一个好主意，不会允许自己关心的人这样做。通过思考你对朋友说的话，你就不太可能会因情绪心念或理性心念的误导迷失了方向，而是直觉地领悟到你试图将自我摧残的行为合理化。

有了觉察，注意，以及对本章及其他章节中技能的大量练习，你将更有能力找到你的智慧心念。

你体验到了什么？请把它写下来。

凯特写道：

开始的时候，我有一种平静的感觉。我试着把自己想象成一颗慢慢下沉的小石子，但有点担心我怎么呼吸（尽管我知道我是一颗卵石！）。所以我试着保持我的呼吸和平静的感觉，试着问自己，我的智慧心念是如何看待停止暴食和这个课程的。我感到我的智慧心念支持我坚持下去，告诉我，我有权利停止暴食，遵循我的价值观生活。我的智慧心念告诉我继续做我正在做的事情。

患者有时会问我们他们能做些什么来深化他们对智慧心念的体验。除了上述练习外，我们建议他们试着去想一些方法来创造平静的时刻，因为这些时刻是进入智慧心念特别好的时机。一些患者使用的例子包括如下：

- 在大自然的小径上散步
- 写日记
- 祈祷
- 做深呼吸
- 想想你会建议你的孩子或其他爱的人做什么

我们鼓励你去尝试这些或找到你自己的方法——尽情发挥！在家庭作业中，我们会要求你确保自己在下周尝试一些方法来练习如何找到你的智慧心念。请记住，就像课程中的所有技能一样，你要坚持在整个治疗过程中及之后使用对你有帮助的任何技能。

腹式呼吸

第二个正念技能叫做腹式呼吸，这看起来很简单，但别被表象蒙蔽了。这个技能非常有效，对打破导致暴食的行为模式有极大的帮助。

你们中那些练习过冥想或瑜伽的人可能已经接触过腹式呼吸。这是一个你可以多加使用这个方法的机会。

当你经历强烈的情绪时，你的身体会发生什么变化？对很多人而言，他们的呼吸速度改变了，心率加快了，身体开始出汗或感觉湿冷。有些人会感到头晕和 / 或肠道抽搐不适。这些身体上的感觉会增加最初的痛苦感受，使你转向食物来缓解痛苦。

腹式呼吸，或者说深呼吸，可以阻断痛苦的生理和情感体验。它也可以辅助正念，包括集中你的注意力和增加你对当下的觉察。练习正念的一个方法是关注你的呼吸，留意它进出时的感受，将你锚定在当下的"此时此地"。

学习和练习深呼吸，专注于你的呼吸可以帮助你停止对食物的关注。当你有暴食冲动时，可以让自己平静下来，并摆脱这种冲动。深呼吸有助于缓解累积的情绪痛苦和身体的紧张，这些情绪和紧张可能会引发暴食的冲动。你正在用深呼吸以及关注呼吸的方法来代替进食行为和关注食物。你无时无刻不在呼吸，所以你可以随时使用深呼吸的技能。

练习 4 ｜ 腹式呼吸练习

请注意：我们的一些患者最初对这个练习感到不适，因为需要关注他们的腹部或者胃部——很多人对身体的这部分充满了评判。觉察腹部的鼓起尤其会促发不适感。还有一些人发现只是关注呼吸让他们更加焦虑。在这两种情况下，一种有用的策略是，在做其他事情的同时练习腹式呼吸，比如一边散步一边练习。但是请记住，在这个课程的最后，当我们要求患者对他们认为有用的技能进行评分时，腹式呼吸通常是被认为最重要的。我们鼓励你坚持这项技能，因为深呼吸能有效地阻断痛苦和焦虑的生理和情感体验。

练习用缓慢的、有节奏的、流动的呼吸来扩张你的腹部，而不是在上胸或咽喉处浅浅地呼吸。想象一下你的腹部里有一个气球缓慢地充入空气，然后慢慢收缩，再慢慢膨胀，如此反复。

呼吸的频率差不多在每分钟 10 ～ 12 次。这意味着需要大约需要 3 秒的时间慢慢吸气，3 秒的时间慢慢呼气。用鼻子去吸气和呼气。当你吸气的时候，慢慢地数一、二、三。当你呼气的时候，在心中告诉自己"放松"或"平静"。做完 10 次后再从 1 开始。试着将注意力放在自己缓慢的呼吸上。

如果你愿意的话，可以把一只手放在你的腹部，这样你就能感觉到空气缓慢地进入和流出。试着让你的注意力集中在你的呼吸上，让它流动。你的思绪可能会游荡，但当你练习得越来越多的时候，就越容易将你的注意力转移到呼吸上。要有耐心，试着不去评判自己。不需要做任何复杂的事情！

将你腹式呼吸练习的感受写在下方。你注意到了什么？你的呼吸频率变慢了吗？你的焦虑强度有任何变化吗？留意呼吸是否有困难？当走神的时候，你过了多久注意到？

凯特写道：

　　我曾经做过瑜伽，所以我对这种腹式呼吸很熟悉。我注意到当我吸气和呼气时，我感到更平静，焦虑也减少了。我认为数数是有帮助的。我能留意到自己做了 5 次呼吸后开始走神。

　　当任何时候存在担心、焦虑或者注意到自己的情绪变得强烈时，你都可以使用这个技能。只需放慢速度，专注于你的呼吸。除了在感到强烈情绪的时候练习这种技能之外，不管有什么其他事发生，都要定期练习。你练习腹式呼吸的次数越多，就越能意识到你的呼吸模式可以帮助你的大脑锚定在当下，获得平静。

总结

在这一章中，我们回顾了这个课程的目标以及帮助你实现目标的步骤。这些步骤中最关键的是停止任何干扰本课程的行为。这能帮助你实现至关重要的停止暴食的目标。然后你就有资源去停止其他问题行为，首先关注那些与进食相关的行为，其次是那些与进食无关的行为。

之后我们向你介绍了一个重要的工具，叫作日记卡。填写日记卡是一种追踪你每天进展的方法。当你坚持使用日记卡时，你可以开始回顾并发现你的情绪和暴食之间的联系。日记卡也能帮助你坚持停止暴食计划！

最后，我们介绍了正念，与两种特殊的正念技能，我们的很多病人都认为这是他们学会的最有效的减少暴食冲动的技能。第一个技能，智慧心念，结合了理性心念和情绪心念的信息，将不同的认知方法整合并加以运用。第二个技能，腹式呼吸，涉及让你减慢呼吸速度。当人们经历强烈的情绪时，他们的呼吸会变浅，心率会加快。深呼吸降低了生理和情感强度。这看起来很简单。当你已经平静下来之后，练习该技能可以帮助你保持平静，当你变得沮丧时该技能可以帮助你恢复平静。

家庭作业

记得在你完成每一个家庭作业后在方框中进行勾选。

家庭作业练习 3-A ｜ 每天填写你的日记卡

在学习本课程之后内容的过程中，你应该每天填写日记卡。理想情况下，你白天随身携带它，对技能练习以及针对目标行为的使用情况进行准确记录。在一天结束的时候检查日记卡，以确保记录了所有技能练习和目标行为。记得保存好你所有的日记卡。

☐　这周我每天都填写日记卡。

家庭作业练习 3-B ｜ 找到及使用你的智慧心念

在接下来的一周中，一定再要至少练习一次练习3（找到你的智慧心念的练习），找到你的智慧心念。另外，每天至少练习一次使用你的智慧心念，问自己，"我的智慧心念会说些什么呢？"听从你的智慧心念的建议。即使在日常做决定之前（如：在自己的待办事宜列表中是否增加额外的事情，是否要早点睡觉，拒绝邀请，或者让着别人），也练习问这个问题。

☐　我至少使用了一次练习3来练习找到我的智慧心念。

☐　我每天至少练习一次使用我的智慧心念，询问自己，"我的智慧心念会说些什么呢？"并且听从了它的建议。

家庭作业练习 3-C | 和你的智慧心念保持连接

当你找到自己的智慧心念以后，你认为如何做才能帮助你在整个课程中与智慧心念保持连接，以及你将遇到怎样的挑战？把你的想法写在下面。

凯特写道：

我认为与智慧心念保持连接最好的方法之一就是让它成为一个日常的习惯。否则，我会陷在原来的生活中和忘记——特别是当我其实最需要这个连接，感觉自己正要脱离正轨的时候。我在早上刷牙的时候，然后晚上再一次与智慧心念连接，这样才能让它成为一种习惯。

家庭作业练习 3-D | 每天练习两次腹式呼吸

每天练习两次腹式呼吸，每次 1 ~ 5 分钟，并在你的日记卡上记录。理想情况下，在平静的时候练习。此外，也可以在一天中任意时间进行练习，例如，当你在开车或者散步的时候，当你在打电话，工作或者参加聚会的时候。你练习得越多，当觉察到自己有任何暴食冲动的时候，你就越有可能记得去使用这个有效的技能。

写下你练习此项技能的体验。

凯特写道：

　　这个对我很有效。当我走到公交车站去上班和从公交车站走回家的时候，我练习腹式呼吸。这是一种非常平静和平衡的感觉。我发现随着时间的推移，我在其他时间也在开始使用它，比如我在杂货店排队的时候，在等电话被接通时。我使用越多，就越容易记住去使用它。它似乎也能更迅速地起效——就像我的身体正在形成它的肌肉记忆一样。

☐　本周我每天练习两次腹式呼吸。

☐　我每天至少阅读一遍我的利弊卡。

第4章

学习成为自己的 DBT 教练

至今，你应该对情绪管理的困难如何使你陷入暴食有了更为清晰的了解。你还学到了一些技能（重申承诺、智慧心念和腹式呼吸），帮助你开始更有效地应对那些可能引发通过食物自我安抚的不适的情绪状态。

下一步是学习在发现自己正在体验这种强烈的情绪时，使用这些技能。要做到这一点，你必须能够识别导致你暴食的特定模式。你越了解导致你进食失调的因素，就越有可能找到方法来改变这些模式，防止它们重复发生。

为了完成这项任务，我们提供了行为链分析——使你能够准确识别什么是问题行为（何时何地发生暴食的细节），什么触发了暴食，暴食的功能，以及其他更有效地解决问题的方案。也许最重要的是，它提供了一个使你理清和分析关于你进食行为的信息的方法，不让你的情绪、消极想法或评判来干扰你的客观性。

通过使用行为链分析，你可以成为自己的 DBT 教练。担任这个角色不仅能让你在积极完成这个课程的同时停止暴食，还能让你在之后保持。即使你在未来发生暴食，你也知道如何让自己迅速回到正轨。

行为链分析是如何产生效果的

当暴食是一种过度习得的行为时，就像我们的许多患者一样，它似乎在你知道发生了什么之前就开始了。你是不是有时会觉得自己也无法描述自己是如何从 A（未暴食）到达 B（暴食）的？这是许多暴食者体验到的"失控感"的一部分，"好像暴食是突然发生在我身上一样，"有一种模糊的状态，他们说："我知道是自己做了这些事，但我没有意识到这一切是如何发生的。"

行为链分析帮助你了解你不是被某种不可控制的外力推入暴食，相反，从 A 到 B 的过程是由一系列可识别的事件组成的。这些是行为链中的链接，如下图所示。当你能辨认出每一个链接，你就能获得了打破锁链的力量。你不必像下图中所示，以问题行为结束链接。

通过分析暴食发生前后的事件，你将能够预防未来暴食的发生，停止已经在发展的问题行为。打破导致暴食的行为链上的任何一个环节都会导致整个行为链的瓦解。让我们仔细看看这个链条。

- **脆弱因素：**疾病和疲劳等因素会让你特别容易受到导致暴食的一连串事件的影响。它们会削弱你的心理韧性，让你更容易受到由诱发事件引起的困难情绪的影响。
- **诱发事件：**这个链接代表触发暴食事件链的因素。它可以是任何事情，从和你的伴侣争吵，到在橱窗里看到喜欢的食物。
- **链接：**这些是特定的行为、感受、想法和其他体验，解释了促发事件和问题行为之间发生了什么。在第 1 章中提到，莱蒂西亚暴食她母亲做的家常菜，诱发因素为闻到这些食物的香味。在接下来的行为链中，强烈的渴望（情绪）促使她想吃比她之前决定的多，结果她确实吃得比预想的多得多（行动），因此意识到她已经打破了她的节食计划（想法），这让她感到羞愧（情绪），结果导致了一场暴食。

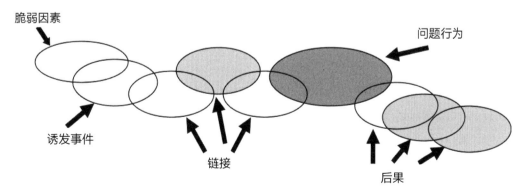

行为链的组成部分

- **问题行为：** 在这个课程中，这通常是暴食，尽管它可能是其他进食相关的行为（例如：情绪化进食、盲目进食、貌似无关行为）或非进食相关行为（见第3章）。对莱蒂西亚来说，这是一次暴食，她吃了所有自己希望避免的食物。
- **后果：** 这是暴食（或其他问题行为）的后果，既有随即发生的，也有发生于未来的。对莱蒂西亚来说，暴食的直接后果是她进入了一种近乎恍惚的状态，她的注意力都集中在食物的感觉上。长期后果是，身体的饱腹感、高度的自我评判和极度的挫败感。

直接后果提供了有关暴食功能的重要信息。这种恍惚状态让莱蒂西亚回避了失望和其他痛苦的情绪，这些情绪与她最初打破节食计划有关，因为她吃了比计划更多的食物。她能够逃到一种暂时的状态，当她完全专注于她所吃的食物的感觉时，她的评判暂停了。后续的结果，比如莱蒂西亚完全消沉的感觉，加上身体上的不适，可能会让她更有可能再次暴食。沮丧和不适的感觉可能导致她寻求过于简单的解决方案。例如，不是花时间退后一步，认识到导致她暴食的系列事件，使她错失了学习到底发生了什么的机会，而是以下一餐会不同，她不会让自己吃太多等这些她自己都不相信的承诺安慰自己。或者，她痛苦的情绪可能会让她断言自己的处境是无望的，认为由于生理原因，她注定要过暴食的生活。最终，任何一种想法都会让下一次暴食变得更有可能，从而将这个链条与另一个链条联系起来。

一旦你理解了行为链是如何链接在一起的，你就可以分析它来找到打破这个链条的方法。行为链的每个组成部分都包含在83页所示的行为链分析表中，非常容易使用。

1. 对你的问题行为做一个简短的描述。
2. 描述诱发事件。
3. 圈出导致你易受诱发事件影响的脆弱因素的类型，并做一个简短的描述。
4. 在表格中列出在诱发事件之后，导致问题行为的特定链接。然后使用一个字母来表示这些链接是**行为**、**身体感觉**、**想法**、**事件**还是**情绪**。
5. 找出你可以用来代替链接的技能行为，这样你就可以打破这个行为链。
6. 描述暴食的直接和长期后果。
7. 写下你的计划，用以修复问题行为所造成的伤害。

暴食是一种习得的行为，这意味着它可以被"卸载"。有了行为链分析，你就有了一个可用以卸载的工具。你需要通过一些练习来学习如何使用分析表格，并成为自己的 DBT 教练，但我们知道你会发现这种努力是值得的。我们不能保证你能消除挫折，或减轻挫折带来的痛苦，但行为链分析能让你从过去无法意识到的失误中吸取教训。了解这些暴食发生的原因会让你从绝望中解脱出来。我们之前说到过，但值得再重复一次：请记住，每一次挫折，尽管它不尽人意，都给你一个学习和练习的机会。你会成功的！

手把手教你填写行为链分析表

为了让你有一个良好的开端，我们提供了一个手把手的指南，在本书第 84 页为你展示了安吉拉的一个行为链分析的例子。你第一次见到安吉拉是在引言中，并在第 1 章中回顾了她两次暴食的情绪调节模型。安吉拉觉得她知道自己的情绪和暴食是如何联系在一起的，但直到她开始定期填写行为链分析表，她才看到导致她暴食的所有因素。

1. 填写行为链分析表的第一步是确定你**关注的问题行为**。如示例所示安吉拉确定的问题行为是暴食。她还提供了一些有用的细节，比如日期，她的暴食持续了多长时间，吃了什么食物，什么时候吃的，她当时在哪里。虽然她的暴食实际上是行为链上按顺序最后一个发生的事件，但它在行为链分析表的第一个环节中被识别出来。这使得问题行为从一开始就得到关注。

你也会注意到安吉拉只关注这一次暴食。我们发现，患者如果通过填写详细的分析来检查导致一次暴食的原因，而不是试图总结多次暴食，可以学到更多。你需要理解的模式会通过你对细节的关注，而不是泛泛的关注而显现出来——即使你和我们一些经常暴食的患者一样，认为所有的暴食都是一样的。

2. 接下来，**确定诱发事件**。在环境中发生了什么诱发了一连串的事件，最终导致了问题行为？对安吉拉来说，诱发事件是她和丈夫争吵。早些时候，他们俩同意让他母亲在假期里住酒店。但是，那天她的丈夫告诉她，他和他的母亲通了电话，在没有和安吉拉商量的情况下，决定让母亲住在家里。安吉拉在行为链分析表的第 2 部分总结了这一点。

3. 下一步要求你**识别在诱发事件发生之前的脆弱因素**，包括内部和外部的，这些因素使你更容易受到诱发事件的影响。例如身体疾病、疲劳、饮食不平衡、吸毒或酗酒、环境中的压力事件，强烈的消极或积极情绪状态（如孤独、兴奋、渴望）以及痛苦的回忆。表格第 3 部分列出了这些因素。圈出那些相关因素或者添加其他的因素。可以在空白处填写其他脆弱因素的细节。在她的行为链分析表中，安吉拉把睡眠不足作为她的主要脆弱因素，提到前一天晚上没有按时上床睡觉。我们将在第 10 章针对脆弱因素进行详细讨论。

4. 接下来是**描述特定的链接**或事件序列，解释你是如何从诱发事件发展到问题行为的。也就是说，首先发生了什么？接下来发生了什么？尽可能描述发生顺序中的主要链接，但不要太过纠结。只要根据你的直觉填写这些链接即可。

安吉拉在与丈夫发生争吵后做的第一个事件是抓起她的东西离开家。接下来她回想起的链接是，她质问自己，希望丈夫遵守原来的约定，让他的母亲住酒店而不是他们家，是否是自私的。虽然当时她并没有意识到这一点，但当安吉拉填完这张链分析表格后，她回想起那时她感到非常悲伤，她一直在期待这个假期，现在却变成了充满压力而复杂的事情。她接着回想起自己坐在车里，紧紧抓住方向盘，感到自己肌肉紧绷。

本步骤的一部分包括在右边一栏中圈出一个字母：A 代表你的行为（Action），或者你说过或做过的事情（例如，"我在杂货店停了下来""我对我的孩子大吼大叫"）；B 代表身体感觉（Body sensation）（例如："胃抽住了""心怦怦跳"）；C 表示认知或想法（Cognition）（例如，"我穿这件衣服很难看""尝试是没有意义的"）；E、发生的事情（Event）（例如，"老板让我加班""被邀请参加聚餐"）；F 代表你的情绪（Feeling）（例如，生气、不知所措、渴望、孤独、害怕）。你可以阅读安吉拉的表单，看看她是如何识别这些链接的。

5. 下一个步骤，表格的第 5 部分（右侧栏）非常重要，**因为它涉及通过使用技能来打破事件链，找到你可以改变的链接**。看看你在步骤 4 中填写的每个链接，然后决定你在哪里可以替换使用技能。然后，在那个链接的对面空白处，描述你可以用不同的方式处理那个链接的技能或行为。

当安吉拉填写表格时，她意识到，如果她在拿起自己的东西离开家以后的几分钟内使用腹式呼吸，她很可能就会打破问题行为的事件链。深深地，缓慢地呼吸，而不是继续行动，会让她有机会停止会导致她暴食想法和感觉的恶性循环。她还写道，如果能在出门的时候拿起这本书，重申她的承诺，可能会有所帮助。

行为链分析表

1. **问题行为**（发生的日期 _____ ）：

2. **诱发事件**：

3. **脆弱因素**（圈出以及描述）：躯体疾病，睡眠失衡，紧张的情绪状态，有压力的环境，其他：

4. 描述特定的**行为链**［请圈出其中的行为（**A**），身体　　5. 可替代的技能行为
   感受（**B**），想法（**C**），事件（**E**），或者情绪（**F**）］

ABC – EF

ABC – EF

ABC – EF

ABC – EF

ABC – EF

ABC – EF

ABC – EF

ABC – EF

ABC – EF

用星号 * 标出关键的功能失调性链接。

6. **问题行为的后果是什么?**
   短期：
   长期：

7. **修复伤害以及下次做哪些不同事情的计划：**

案例：安吉拉完成的行为链分析案例

1. **问题行为**（发生的日期　11 月 29 日　）：
   星期二晚上在我的车里我暴食了 1 小时的垃圾食品。

2. **诱发事件：** 我和我的丈夫因为即将到来的假期计划吵了一架。

3. **脆弱因素**（圈出以及描述）：躯体疾病，(睡眠失衡，)紧张的情绪状态，有压力的环境，其他：
   我像往常一样，昨晚熬夜到很晚。

4. 描述特定的**行为链**［请圈出其中的行为（A），身体
   感受（B），想法（C），事件（E），或者情绪（F）］

5. 可替代的技能行为

行为链		可替代的技能行为
我抓起我的东西上了车	(A)BC – EF	腹式呼吸，重申承诺，抓起这本书！
我在想我是不是太自私了，我需不需要道歉	AB(C) – EF	智慧心念——提醒自己暂时不知道答案也可以理解。
我为假期的压力和复杂感到烦恼	ABC – E(F)	智慧心念（可能会告诉自己我这些复杂的情感也是合理的）
我感到肌肉紧绷，我抓紧了方向盘	A(B)C – EF	腹式呼吸
我感到不知所措、困惑、悲伤和愤怒	ABC – E(F)	问自己的智慧心念——真正重要的是什么？重申自己停止暴食的承诺，阅读利弊分析卡片
我想：我就要证明给他看，我要几个小时不回家，我才不在乎呢。	AB(C) – EF	重申停止暴食的承诺，阅读利弊卡片
我想：如果我以食物安慰自己，我就会好受些，于是我开始考虑我要买什么食物*	AB(C) – EF	让智慧心念提醒自己明天我会多么后悔
我感到渴望，兴奋以及期待*	ABC – E(F)	重申承诺，阅读利弊分析（可以查阅课本如果在身边），智慧心念，深呼吸
走进一家便利店，买了零食，然后在车里开始暴食	(A)BC – EF	重申承诺（课本如果在身边可以查阅），腹式呼吸

用 * 标出关键的功能失调性链接

6. **问题行为的后果是什么？**

   短期：_____

   长期：_____

7. **修复伤害以及下次做哪些不同事情的计划：**

   _____

   _____

安吉拉的行为链分析案例表明，回顾之前发生的事，她认为在许多地方，她可以通过技能替代当时的行为。实际上，在步骤 4 中找到的链接越多，那么在步骤 5 中使用技能进行替代的机会就越多。

有些人比其他人更了解自己的情绪、想法、行为和身体感觉。当安吉拉抓住方向盘的时候，她能注意到她紧张的肌肉，但是如果你通常不知道你的身体在暴食前或暴食期间发生了什么，不要担心。当你从不同的事件链接类别中慢慢地去获得更多体验的时候，你会发现越来越容易在步骤 4 中列出更详细的信息。

这一点很重要，因为下一次当你有暴食冲动的时候，你便会注意到身体里的紧张感（例如：你的脖子或肩膀），即使很微弱，这意味着你可以在行为链分析表中添加一个链接来描述身体感觉。然后，在第 5 步中，你可以使用一种可以替代的技能，例如腹式呼吸，帮助你放慢和放松，提供一个打破行为链的机会。

我们已经看到，人们可以通过足够强的正念来意识到，就在暴食发生的那一刻，他们生活在自己行为链的链接上。这使他们能够意识到第 4 步，并在第 5 步中使用替代技能，有效并且即时地打破他们的链接。获得这样的能力需要通过大量的练习，但它是值得期待的。在现在这个阶段，说出在暴食之前或暴食期间你的大脑或身体发生了什么可能还很困难。

6. 在这里，你可以识别问题行为的短期和长期后果。在安吉拉的例子中，她暴食的直接后果是，她不再在乎与丈夫的争吵，而以前这对她很重要。她感到孤立和麻木。在这种疏离感逐渐消失后，长期的后果是，她被暴食之后的后悔和内疚所吞噬。暴食最终让她感觉比以前更糟，因为她意识到不仅她和丈夫的分歧还没有解决，她现在还感到身体不适，并对自己的行为感到羞耻。

7. 最后一步，你可以描述你的计划，如何修复问题行为所造成的伤害。这可能包括描述你将做什么来试图修复对你的自信的打击和 / 或问题行为对一段关系造成的伤害。解决危害后果的有效方法之一，是计划一些下次你可以改变做法的事情。例如，查看你圈出的脆弱因素，并列出减少它们的方法。或者想办法防止诱发事件再次发生。这一步的关键是要真正地敞开心扉去思考可能做出改变的方法。与其沉湎于羞愧和自责，不如用你的承诺来停止暴食，真正让自己去思考那些你可以改变的大事小事。写下最现实的计划，这样，当时机成熟时，你更有可能实施这些计划。我们强烈反对任何试图通过减少饮食、锻炼、催吐或其他代偿性行为来尝试"修复"额外食物所导致的问题。这些**不会**修复伤害，反而会增加你再次暴食的可能性，使你陷入暴食、限制进食、再暴食的恶性循环中。

安吉拉觉得为了弥补她对自己造成的伤害，她需要重申她的承诺，停止暴食，并首先使用这个课程教授的技能。她觉得如果她拿着这本书而不是她的车钥匙，事情会有很大的不同！她制定了一个具体的计划来练习她的技能，并每天填写日记卡。她还觉得自己伤害了与丈夫的关系，并计划就自己处理分歧的方式向丈夫道歉。

识别关键的功能失调性链接

在使用行为链分析表的初始阶段，你可能会发现很难识别导致暴食的链接（步骤 4）。尤其对你来说，可能很难找到一个所谓的"无法回头"的链接——在这个链接上你放弃了，或投降了，并且决定除了暴食之外别无选择。关键的功能失调性链接的例子包括，你可能感到异常的焦虑不安，同时心想：我必须用巧克力来安慰自己！我不能剥夺自己的权利！我们称这种链接为"关键的功能失调性链接"，尽管这种链接有强大的吸引力，而且在当下**看起来**可能是真理，但你稍后会意识到自己离智慧心念有多远。例如，在暴食之后，很明显，"剥夺"自己暴食的权利实际上比用这种最终会让自己充满悔恨的方式"安慰"自己要好得多。

关键的功能失调性链接通常是强烈的感觉 / 情绪（F），但它们也可以是认知 / 想法（C）——或者两者都有。如果你发现了暴食的某一特定关键功能失调性链接，用 * 标识它。

安吉拉把"如果我用食物安慰自己，我会感觉好一些"的想法作为一个关键的功能失调性链接。她觉得，正是当这个想法进入她的脑海时，暴食的想法就生根了，她开始考虑可以很容易买到的食物。

这并不是说她有意识地将情感上的痛苦与进食联系起来，但回过头来看，她认识到从这时开始她将自己从与丈夫分歧的痛苦中抽离，努力寻找一种逃避方式。对食物的想法望让她体验到渴望、兴奋和期待等情感（这是她发现的另一个关键的功能失调性链接）。虽然是"积极"的，这些情绪仍很强烈，让人感觉非常不舒服——尤其是当她试图去抑制它们引发的行为冲动时。

虽然你可以在任何环节打破行为链，但你会发现越早对行为链进行干预就越容易打破。你越接近那个关键的功能失调性链接，就越难打破行为链。安吉拉意识到，在所有她可以打破的链接中，最容易的是她离开家的时候。如果她练习腹式呼吸或者抓起这本书并开始阅读，而不是带上其他东西，她可能最后就不会去便利店了。

幸运的是，安吉拉仍然能够找到其他替代的技能来打破自己的行为链，即使是在她关键功能失调性的链接上。例如，她认为，如果在她产生了吃一些自己喜欢的食物可能会让自己感觉好些的想法后，及时询问自己的智慧心念，她就可能避免暴食。安吉拉觉得她的智慧心念会帮助她回忆起，自己从未有过一次暴食让她事后不后悔的。她的智慧心念还会温柔地让她想象一下第二天早上的感觉。安吉拉相信她的智慧心念会帮助她更好地管理第一个关键的功能失调性链接。

安吉拉在发现了第二个关键的功能失调性链接后——即自己对准备购买的食物充满了渴望和兴奋，使用了另一项替代性技能。她相信，她可以通过重申在第 2 章中所做的停止暴食的承诺来应对这些情绪。若能回想起自己对停止暴食及最终可以过上自己渴求的高质量生活，她将做出不同的选择，及时在行为链的早期制止暴食行为。

为了帮助你学会识别你自己关键的功能失调性链接，可以学习一下文中的四个人是如何填写行为链分析表第 4 部分，在第 88 ～ 89 页。我们的患者已经记录了典型的链接类型，以及常见的关键功能失调性链接。每一个链接被进一步归类为行为、身体感觉、认知（想法）、事件或情绪。

你应该多久和什么时候填写一次行为链分析表？

你可能想知道你应该**多久**填写一次自己的行为链分析表。你不需要太频繁地填写，但是从练习 1 中填一个开始，然后作为本章作业的一部分，在下一周填两个（练习 4-A）。这是一个重要的练习，每周至少填写一次这张表格，就像我们在接下来的章节中要求你做的那样。你填写的行为链分析表越多，你就越有可能在将来使用它们来帮助你。

你可能还想知道**何时**填写行为链分析表。在暴食之后尽快填写是很重要的。这将确保信息更准确。另外，你不需要等到暴食之后。当暴食链正在展开时，你可以带着一份空白的表格填写（或者就在一张纸，或者在手机上记录）。换句话说，当你有暴食冲动的时候，你就可以开始分析那些诱发你现在处境的链接。放慢速度并分析你的行为会帮助你打破这条行为链，或者至少给自己一个机会去尝试抗争。

亚历山卓的暴食及其关键的功能失调性链接

4.   在行为链中描述**特定的链接**

我在商场里看到了我最喜欢的糖果店。 　　　　　ABC - EF

我感到一种生理上的渴求。 　　　　　　　　　　ABC - EF

我觉得"我没办法抵制住它们的诱惑力，它们实在太好吃了！" 　ABC - EF

我感到渴求和焦虑。*关键的功能失调性链接。 　ABC - EF

我买了喜欢吃的糖果和巧克力，在车里进行了一次小暴食。 　ABC - EF

雪莉的暴食及其关键的功能失调性链接

4.   在行为链中描述**特定的链接**

我和我的伴侣大吵了一架。 　　　　　　　　　ABC - EF

我感到非常生气以及被误解。 　　　　　　　　ABC - EF

我心想："我就是要证明给她看！我不需要她！" *
关键的功能失调性链接。 　　　　　　　　　ABC - EF

我在家暴食了大量的麦片，面包以及黄油。 　　ABC - EF

米娜的暴食及其关键的功能失调性链接

4.   在行为链中描述**特定的链接**

我没有得到我期望的加薪。 　　　　　　　　　ABC - EF

我想"我不知道这让我如此的受伤！" 　　　　　ABC - EF

我认为"这对我来说很难承受。"*关键的功能失调性链接。 　ABC - EF

我感到绝望和泄气。*关键的功能失调性链接。 　ABC - EF

我到家以后我开始暴食大量的印度面饼、米饭、咖喱鸡肉和布丁。 　ABC - EF

迈克尔的暴食及其关键的功能失调性链接

4. 在行为链中描述**特定的链接**

我在吃自助餐。　　　　　　　　　　　　　　　　　　　ⒶBC - ⒺF

我看到了一种诱人的甜点。　　　　　　　　　　　　　　ⒶBC - ⒺF

我觉得"我本来就应该想吃什么就吃什么。
为什么对自己这么不公平！其他人都可以。"　　　　　　ABⒸ - EF

我感到气愤和自我怜惜。*关键的功能失调性链接。　　　ABC - EⒻ

我在这家自助餐厅暴食了大量的各式各样的甜点。　　　　ⒶBC - EF

练习1 ｜ 最近一次暴食的行为链分析

选择你最近的一次暴食并在 90 页空白的行为链分析表中填写相应的部分。可以参考 81 页的说明。可以参考第 84 页安吉拉的例子以及第 88 ~ 89 页四次暴食例子中的关键功能失调性链接获得帮助。

我们再次提醒你，填写行为链分析表需要进行练习。通常需要经过几次尝试才能掌握它。显而易见，你练习得越多，越容易掌握，你之后会从中获得惊喜。

注意：你不需要填写行为链分析表第 4 部分的每个链接。只填写所需的链接，描述诱发事件和问题行为之间发生了什么。然而，如果你需要填写更多的链接，可以把他们填写在其他纸上。

总结

这一章的重点是教你如何成为自己的 DBT 教练，能够后退一步，从你过去的饮食模式中学习，这样你就不会重复它们。为了帮助你们，我们介绍了行为链分析。这个工具为你提供了一个框架，用于分析一个诱发事件是如何触发一连串的链接，最终导致暴食，引发短期和长期的后果。了解了这些联系，以及是什么让你特别容易受到这些联系的影响，可以帮助你下次做些不同的事来预防暴食。其中包括使用你已经从这个课程中学到的技能，以及我们将在本书的其余部分教授的新技能。在这个课程结束时，你将不会停留在破坏性的饮食模式，而是完全有能力使用技能来维持与食物的健康关系。

行为链分析表

1. **问题行为**（发生的日期 _____ ）：

   _____

2. **诱发事件:** _____

3. **脆弱因素**（圈出以及描述）：躯体疾病，睡眠失衡，紧张的情绪状态，有压力的环境，其他：

   _____

4. 描述特定的**行为链**［请圈出其中的行为（A），身体　　　5. 可替代的技能行为
   感受（B），想法（C），事件（E），或者情绪（F）］

   ABC‑EF _____

   ABC‑EF _____

   ABC‑EF _____

   ABC‑EF _____

   ABC‑EF _____

   ABC‑EF _____

   ABC‑EF _____

   ABC‑EF _____

   ABC‑EF _____

   用 * 标出关键的功能失调性链接

6. **问题行为的后果是什么?**

   短期: _____

   长期: _____

7. **修复伤害以及下次做哪些不同事情的计划:**

　　练习 1 要求你根据最近一次的暴食来填写行为链分析表。如果你在做这个表格时有困难，我们强烈建议你再读一遍这一章节的内容。在你继续学习这个课程时，应该持续使用行为链分析这个工具。

家庭作业
　　记得在你完成每一个家庭作业后在方框中进行勾选。

家庭作业练习 4-A ｜ 至少完成两次行为链分析

　　在接下来的一周内，至少填写**两份行为链分析表**。当有问题行为发生的时候，尽可能及时地做这件事。随身携带空白行为链分析表是个好主意。记住，你不需要担心把表格填写得多么完美或者完全正确。最重要的是学会使用这个工具！当你这样做的时候，你会变得更加能觉察到自己的想法和感受，这些体验在那些否定的环境中是无法体会的。

　　如果你在填写链分析的时候有困难，可以参考安吉拉的链分析以及其他例子，也可以参考步骤说明。基于你目前为止学到的技能或从你的过去中吸取教训，尽力想出替代性的技能行为。

　　如果你有不同类型的问题行为（例如，大暴食、小暴食、无意识进食），你可能会想，你应该选择哪种问题行为。现在，我们建议不要过于担心优先考虑哪种问题行为，最重要的是从使用链分析中获得经验。然而，如果进一步的指导能有所帮助的话，可以参考第 3 章中第 57 ～ 61 页中关于课程目标的讨论以及获得你想要的生活的四个步骤。选择最接近第 1 步的行为作为你的问题行为。以经历了大暴食、小暴食和无意识进食为例，填写你的行为链分析表时，大暴食优先于小暴食，而小暴食则优先于无意识进食。

　　如果你没有任何类型的暴食行为，你可以把你的其他（非暴食）相关问题行为填入行为链分析表，例如，情绪化进食、盲目进食或者暴食冲动。

☐　本周我至少填写了两张行为链分析表。

☐　本周我每天都填写了日记卡。

☐　这周我继续使用我的智慧心念。如果我发现腹式呼吸对我有帮助，我有继续练习。

第5章

辩证思维和正念的益处

还记得第一章莱蒂西亚描述她去她母亲家吃饭的情景吗？她曾计划吃一小份自己最喜欢的食物，以坚持她的"新年健康餐"计划。一到那里，她就闻到了诱人的香味，她的欲望如此强烈，以至于她多吃了几份，打破了她的饮食规划，这让她感到极度的羞愧和失望。在这一点上，莱蒂西亚的情绪心念对自己很严格，基于"非黑即白"的逻辑，将成功定义为完全坚持节食计划。按照这个定义，她已经"失败"了，还不如彻底"毁掉"她的节食计划，去暴食，然后明天再"重新开始"。情绪心念的完美主义思维让莱蒂西亚别无选择。

我们向莱蒂西亚介绍了辩证思维的技能，以拓宽她的思维以及未来的选择，该技能也能帮助你拓宽你的思维。辩证思维是指*同时持有两种看似矛盾的观点*，认识到看待问题的方式总是不止一种，解决问题的方式也不止一种。这和完美主义的心态相反，坚持"真理"并不只是黑**或**白，辩证的观点认为真理包含了黑**与**白，**以及**介于两者之间的无限的灰色地带（下方描述的光谱）。用智慧心念辩证地去思考。

在莱蒂西亚的例子中，我们认为她在母亲晚餐上的第一项任务是意识到她产生暴食念头时正处于情绪心念中。她多吃了一些计划外的食物，辩证地想，她可能会说："是的，我没有坚持我的新年健康餐，我感到失望，有一种想要彻底毁掉它的冲动，**并且**，我正在重申我的目标——不暴食。"

黑色，白色，以及不同的灰色地带

辩证思维能让你**拥有**目标，比如遵守你的承诺，停止暴食，**并且**同时，**还未达到你的目标**。辩证思维允许成功**和**失败共存。用辩证的思维，如果你没有实现它们，你也不必放弃你的目标。

莱蒂西亚告诉我们，这种思维方式与她的成长方式完全不一致。她习惯了父母为自己设定的高标准。她觉得只要她足够努力，完美是可能实现的。她不想为失败找借口。然而，事实上，正是这种只有一种做事方法而其他任何事情都被视为失败的心态似乎让她越来越容易放弃。她发现很难激励自己坚持完成真正困难和复杂的任务。她不断地重新开始新的计划来"鞭策"自己，尽管这些新计划似乎在很长一段时间内都没有奏效，后来她有了失误，就觉得自己彻底失败了。她承认，"谴责自己"不是有效的方法，虽然她常常使用。辩证思维这个概念可能对你而言很新，但它给了你从错误中吸取教训的自由，而无需评判或自我惩罚。莱蒂西亚的智慧心念使她相信，她可以从错误中吸取教训，继续前进。最终，通过练习，她发现辩证思维使"失败"和"成功"同时存在成为可能。

辩证地看待停止暴食的承诺，首先转向这个课程

你可以通过辩证思维来帮助你遵守承诺，停止暴食。在第 2 章，你做了一个 100% 的承诺，在你的头脑和心灵中保持一个真理，那就是暴食与你想要的高质量生活是不相容的。所以一方面，在你使用食物来麻痹不适情绪之前，请你把自己完全地投入于这个课程中学习的新技能。暴食并不是唯一的选择。

然而，另一方面，还有一个看似矛盾的事实你必须牢记在心。如果你真的暴食了，你必须接受自己，不要让自己感觉像个失败者。改变是困难的，没有一个人是完美的。如果仅仅承诺停止暴食就可以做到停止暴食，你就不需要学习我们所教授的这些技能了，就可以在第 2 章就停止阅读！

辩证的观点认为，你 100% 承诺绝对停止暴食，**并且**认为即使你真的暴食，你也会重新振作起来，回到你 100% 的承诺上，有效地处理这种情况。辩证思维可以让你保持对停止暴食的承诺，即使你并不总是能达到你的目标。

关于同时拥有两个看似矛盾的目标（例如：设定尽可能高的目标；当你没有做到时，接受 / 重新承诺）的一个很好的形象是奥林匹克运动员。在训练中的奥林匹克运动员必须只关注胜利和"争取金牌"。这是唯一能让你实现如此具有挑战性的目标的精神状态。

如果奥运水平的运动员想或者说："啊，铜牌也可以！"或者"我很荣幸能成为这么优秀运动员的同行"，他训练的心态和表现都会受到影响。运动心理学教导我们要尽情地想象你想要的结果并且专注于它的重要性。

但是如果奥林匹克运动员没有达到他的目标怎么办？假设他受伤了。唯一有效的选择就是接受这个挫折，试着从所发生的事情中吸取教训，并努力防止这样的伤害再次发生。这是一个辩证思维的例子——在比赛前专注于获胜，但在面对挫折时，他会拍拍灰尘站起来，从失败中吸取教训，然后重新关注下一场比赛。

要达到像停止暴食这样重要的目标，你必须像奥林匹克运动员一样思考。你必须彻底地不以最终会导致身体和心理上的痛苦的进食方式生活。然而，你也必须为暂时的失败做好准备。关键是要学会失败，这意味着接受暴食，接受自己，继续前进。你认识到看似矛盾的现实同时存在，在此基础上创造了辩证思维的综合体——暴食的现实和你承认暴食并非唯一选择的现实。

同时，在你的脑海深处，在不干扰你专注于绝不再暴食的地方，你也意识到，即使暴食了，你将采取有效措施加以应对，然后从现在开始回到你的 100% 承诺停止暴食的地方。这种关于你的承诺的辩证思维让你坚持，允许你用你的"失败"使自己变得更成功，而不是被错误淹没。

给你一句警告。感情用事是很棘手的。不要把辩证思维和暴食合理化混为一谈。有时候，当你有强烈的暴食冲动时，情绪心念会说，你可以屈服于暴食冲动，因为你明天可以重新开始。从长远来看，这不是你的智慧心念想要的真正符合你最大利益的事物。只有情绪心念才会允许你放纵。

用辩证的思维处理暴食的倒退

约翰一直认为自己是一个黑白分明的思想家，但当他发现自己黑白分明的思维是如何对自己的行为产生巨大影响，尤其是对停止暴食，他仍然很惊讶。约翰发现自己需要重读几遍辩证思维这一节。这样做之后，他有了一个重要的发现。他意识到他确实积累了很多辩证思维的经验，但这不是在他思考自己的行为时，而是思考他朋友时发现的。例如，约翰可以看到他的朋友很努力，他可以认可他们的努力，即使他们最后没有得到他们希望的结果（比如奖金）。他可以认可他们的沮丧和失望，而不会谴责他们只会发牢骚或是失败者。随着时间的推移，通过练习，约翰能够在自己身上使用这种更灵活的方法，这就减少了他在经历暴食倒退时对自己过于严苛的倾向。例如，不是对自己说："我没有花足够的时间做这个课程的家庭作业，难怪我还吃那么多！"他练习着去说："我在这个课程上花的时间没有我计划的那么多""我现在可以花几分钟多读一些内容，然后继续练习。"

练习 1 │ 练习从僵化思维到辩证思维的转变

设想一个你常常会觉得被困住的"没有回头路"的境地。这些时候，你的情绪心念会将你推入非黑即白或者僵化、完美主义的想法中。对于莱蒂西亚来说，这种"没有回头路"的想法通常发生于她吃了一些计划外的东西之后，她的情绪心念会说："我不能忍受自己搞砸了，所以我一定要暴食。"为了练习辩证思维，她需要后退一步，像约翰那样，想想她可能会说些什么来鼓励一个面临类似困境的朋友或爱人。她永远不会因为他们"搞砸"了事情而指责他们，告诉他们唯一的选择是去暴食。

我们建议她用辩证思维，用**"并且"**连接看似矛盾的观点，以此拓宽自己的思维，让失败和成功并存。通过辩证的思考，莱蒂西亚可以说："是的，我把事情搞砸了，吃的比我计划的要多，**并且**我从现在开始重申停止暴食，我明天会感觉好很多。"或者"我感觉很糟糕，**并且**我不必继续吃得过多让自己感觉更糟糕。"或者"我可以像一名奥运会运动员那样，摔倒**并且**重新站起来。"

练习将辩证思维运用到一两件你的情绪心念通常会把你推向僵化思维的事情，让你感到"没有回头路可走"。从写下你的情绪心念对你说的话开始，然后使用辩证的思维，加入**"并且"**，来帮助你发展一个灵活的心态。（注意：家庭作业练习 5-A 提供了额外的机会来练习辩证思维，帮助你摆脱情感思维的僵化，以及完美主义的思维模式。）

1. **情绪心念：**

   _____

   _____

   辩证思维：

   _____

   _____

   并且 _____

   _____

2. **情绪心念：**
_____

_____

辩证思维：
_____

_____

并且
_____

_____

凯特写道：

情绪心念： 我搞砸了，我吃了比我计划要多的夹心巧克力，所以我不如把它们都吃光，明天再重新开始。

辩证思维： 是的，我很失望，我打破了我的计划，<u>并且</u>我不需要放弃自己，继续暴食，从而让自己感觉更糟。

用辩证的思维接受自己并决定做出改变

运用辩证思维的另一种有效方法是发展一种更灵活地看待自己的方式。例如，你开始这个课程是因为你意识到必须进行改变才能充分发挥你的潜力。然而，你也必须接受自己在这一刻是合理的。否则，你可能会陷入自我评判、自我憎恨和自我厌恶的状态，在这种状态下，你很容脆弱到绝望、放弃和暴食。辩证的观点要求你在改变自己的同时接受自己此时此刻的样子。

非常重要的一点是，接受自己并不需要你赞同或喜欢现在的样子。这意味着你要像接受重力一样接受自己。如果你把纸巾盒从桌子上推开，它会掉到地板上。这**就是**重力。你接受了重力，而不会陷入对它是赞成还是反对的困惑中。这可以让你在世界上有效地游走。同样地，你可以觉察你的外貌、你的体重，由于多年来对待自己身体的方式让你所遭受的后果，**在这个时候**，它们实际上就是构成现实的作用力——就像重力一样。接受它们，而非陷入认同与否的挣扎，可以让你从自我厌恶中解脱出来，并在生活中做出你想要的改变。就像火箭科学家必须考虑重力才能成功发射宇宙飞船一样，你必须接受你现在的一切，才能去实施一套使你能够创造一个无暴食的生活的新的行为。

　　一方面，你已经承诺改变，因为你不满意你的现实。另一方面，你完全接受了你当下的样子，所以你可以改变。这就是辩证法。这两种观点共存，因为它们是同时存在的，即使它们看起来是矛盾的。它是一个**综合体**。接受你现在的样子，不做评判，可能是你过去无法做到的。能够做到这一点，甚至只是能够考虑去做，就意味着你**已经开始改变**了。

　　有些人可能会觉得"静心祷告"中的这句话很有帮助：神，请赐予我平静，接受我无法改变的；请赐予我勇气，改变我能改变的；请赐予我智慧，分辨这两者的区别。

练习 2 ｜ 运用辩证思维来接受自己以及做出改变

　　这个练习的目的是当你陷入消极和无效的自我评判时，练习如何运用辩证思维，因为这些只会增加你的情绪不适，使你更容易暴食。消极的自我评判的例子可能包括你对目前的体重和体型的担心，你的衣服是否合身，你今天或者过去几天的食物选择。

　　利用下面的空间来练习辩证思维，识别你的情绪心念通常会告诉你一两个会让你进入消极和无效的自我评判状态的念头。然后运用辩证思维来帮助你意识到你需要接受什么。这能让你从消极的自我评判中解脱出来，朝着实现你的长期目标前进。（注意：家庭作业练习5-A提供了额外的机会来应用辩证思维，帮助你在不满意当前现实的情况下摆脱负面自我评判的恶性循环。）

　　1. **情绪心念：**

....

....

　　　辩证思维：

....

....

　　　并且...

....

2. **情绪心念：**

_____

_____

辩证思维：

_____

_____

_我且_ _____

_____

凯特写道：

情绪心念： 反正我丈夫觉得我没什么吸引力。我起码能吃我想吃的东西。

辩证思维： 我可以对他感到生气，觉得自己不被爱，并且我仍旧可以不暴食。

情绪心念： 最近，我试的每一件衣服看起来都很难看，我想要暴食，因为试图改变是无望的。

辩证思维： 我可以对自己的外表感到失望和无望，和想要暴食，并且我想拥有一个高质量，高满足感的生活。暴食只会让我感到更糟糕。

接受停止暴食的矛盾情感

另一种辩证思维会有帮助的情况是，容忍你想尽情大吃的那部分，**并且**容忍你真心想停止暴食的那一部分。暴食可能是当你感到生活难以掌控时的主要应对策略。当你想要停止暴食的时候，实际上你不得不面临失去食物带来的舒适，可能会引发诸如恐惧、悲伤、失去、剥夺、焦虑、愤怒和 / 或不公的情绪。对于停止暴食或尝试任何困难的并且需要大量努力的事情，犹豫不决是完全正常的。辩证思维可以帮助你灵活地承认和接受你的矛盾情绪，这样它们就可以共存。接受矛盾心理而不是与之抗争将使停止暴食变得更容易。

例如，让我们回到莱蒂西亚的故事。当我们继续探索那天晚上发生的事情时，莱蒂西亚记起比她最初回忆到的更多的细节，这很常见。起初，她所记得的只是强烈的渴望，吃额外的食物，无法应对已经打破了原计划。但现在她想起来了，甚至想起在额外进食之前，她就注意到自己在流口水。当时她感到不安和自我批评，因为她不想渴望任何她已经决定不吃的食物。她讨厌要对自己进行限制。她希望自己**想要**继续她的饮食计划，其他的一切都是无法忍受的。她的情绪心念说："你必须放弃并多吃点！想要吃却控制自己不吃的感觉太难承受了！只有当你对吃设定的少量食物感到满足的时候才会可以忍受！"

从现在开始，莱蒂西亚可以在这种情况下运用辩证思维来帮助她。运用辩证思维，她可以对自己说："我想多吃点，这没关系！我当然可以想要吃得更多，**并且**可以想要更多，也就是说，通过不暴食来使自己明天有好的自我感觉。"

重要的是要意识到，你也有可能陷入由你的理性心念驱动的非黑即白的思维模式。虽然我们经常听到的是陷入情绪心念的僵化思维，但对于一些人来说，当他们对自己的暴食感到自责时，他们也会转向这个连续体的另一边，只考虑什么是"合乎逻辑的"，或者"理性的"，而忽略他们情绪的有效性。例如，假设莱蒂西亚暴食后屈服于她的情绪心念，也就是，当沉浸在比计划的多吃一点的冲动中，就不可能再设定限制——莱蒂西亚的理性心念会告诉她，她应该第二天不吃早餐和午餐，以抵消多余的卡路里。

不幸的是，试图从逻辑和理性的角度"纯粹"思考，会让我们敏感的情绪心念感到被否定。虽然莱蒂西亚的计划有时可能会奏效，但过于专注于理性心念会迫使她的情绪心念"叫"得更大声，以便被听到，这增加了她转向暴食的可能性。例如，当她第二天不吃早餐和午餐时，她很可能在下午变得又饿又易怒，因此更容易受到自己情绪的影响，从而导致暴食的恶性循环。辩证思维可以帮助莱蒂西亚接受这样的事实：她没有按照自己的计划进行，**并且**通过减少卡路里的摄入来限制自己并不是一个有效的"解决办法"。

练习 3 ｜ 接受停止暴食的矛盾情感

这项练习的目的是当你体验到关于暴食的矛盾或者对立的情感时，给你一个机会去练习使用辩证思维。

使用下面的练习来澄清，当你感到想要暴食和停止暴食的矛盾心理时，你的情绪心念和理性心念通常会说些什么（或者过去曾经说了什么）。然后用辩证思维和连词"并且"，来帮助你认识和接受这些对立的感觉。

1. **情绪心念：**

....

....

   辩证思维：

....

....

   并且 ....

....

2. **情绪心念：**

....

....

   辩证思维：

....

....

   并且 ....

....

凯特写道：

情绪心念： 其他人都可以吃很多甜品！我不吃的话就太不公平了。

理性心念： 你不应该把你吃的东西和别人吃的进行比较。

辩证思维： 想要跟其他人一样是很正常的想法，<u>并且</u>即使生活是不公平的，我也会因为坚守自己的承诺而感到开心。

情绪心念： 我本来不打算吃这个的，但是实在是太难拒绝了。

理性心念： 不管有多难，这都不是你的计划，所以不要吃它。

辩证思维： 我有强烈的冲动，认识到这一点很重要，<u>并且</u>我可以忍受这种困难的感觉。

对自己温和。努力获得对你有益的改变是一个积极的过程。它包括不断地觉察——一次又一次地做出和重申承诺。

当你继续练习辩证思维时，你会更容易接受你本来的样子，同时也接受你有权利远离暴食的事实！

介绍正念技能"观察"

下一个正念技能是**观察**，它包括学习去拥有一段体验而不被卷入，不加评判，或者对其做反应。这需要你学会后退一步，从你的体验中脱离出来。一个有帮助的方法是把自己想象成一个记录仪。你只是简单地接收信息而不去给它贴标签。就好像你的眼睛是摄像机，你的耳朵是录音机。就像这些设备一样，你想要观察，而不是评估或对你接收到的信息做反应。你可以决定把记录仪放在哪里，但不能决定你的感官能探测到什么信息。你也可以通过想象自己有一个"不粘着"的心念来练习观察，就像一个不粘锅一样。你不会执着于你的体验或把它们推开。你只是注意到正在发生的事情，而没有陷入或试图控制你的体验。

观察的技能是非常有用的，可以帮助你从情绪心念中解脱出来，更容易找到你的智慧心念。由于情绪心念是发生暴食的心灵状态，能够从情绪心念转变为智慧心念至关重要。下方的方框描述了安吉拉如何练习观察技能来减少暴食冲动的体验。

尝试下面的练习来练习观察技能，并培养自己智慧的，对事件不做反应的观察者的能力。

练习 4 │ 使用观察技能的体验练习

先把两只脚放在地板上。将注意力集中在你的脚上，只是观察双脚在地板上的体验。你只是把注意力转移到了那里，不需要用语言去描述双脚在地板上的感觉。你正在练习仅仅是关注这个体验——不掺杂言语或评判。只是观察，培养专注的意识。

现在把注意力集中在你的脖子和肩膀的肌肉上。只是观察这种体验，不要刻意用语言描述。只要保持你的注意力——从你的体验中后退一步，觉察它。

观察意味着不管发生了什么，你都允许自己去体验当下的感觉。观察一种体验并不意味着试图去改变它或者试图停止或者终止它。

安吉拉的观察练习

安吉拉早就认识到，她暴食的诱因是自己倾向于被情绪所淹没。观察的技能帮助她学

会如何将情绪从目前的情境中分离，这样她就能更好地意识到自己的感受并做出相应的反应。这也有助于减轻她的焦虑，因为她经常担心还没有发生的事情。安吉拉很容易忘记使用观察并陷入情境之中。然而，她发现练习很有帮助，而且她越来越善于在不评判的状态下观察情绪，这帮助她意识到自己什么时候处于情绪心念，并将其转换成智慧心念。观察有助于创造一种内在"暂停"的感觉。有一天上班的时候，她对老板的所作所为感到非常生气，并在开车回家的路上产生了强烈的暴食冲动。相反的，在她离开公司之前，她练习用挂在办公室里的一幅画来观察——一边进行腹式呼吸，一边单纯地关注面前的色彩和形状。这种方式帮助她找到了自己的智慧心念，提醒她停止暴食的承诺是多么重要。她决定和一位值得信赖的同事讨论一下这个问题，并得到了有用的建议，同时避免了通过进食伤害自己。

观察你的情绪

你也可以观察自己的情绪。例如，如果你想要练习观察悲伤，你会允许悲伤停留一会，成为当下的一部分，而不是试图改变它，让它变得不同，或者逃避它。你可以练习去观察任何情绪——愤怒、焦虑、快乐等等。如果你不知道这种情绪是什么，你可以观察身体的感觉，比如呼吸急促，手心出汗，或者心跳加速，或者注意到自己的脸很烫。

重要的是记住观察是独立于体验本身的。你的心跳和你注意自己的心跳是两个不同的现象。不管你是否注意它，你的心总是在跳动。你可以观察你的想法，观察不同于思考。这种方式同样也适用于对情绪的观察。观察情绪与体验情绪是不同的。事实上，你可能有一些你未曾意识到的情绪。

随着你的生活在你眼前慢慢展开，对它进行观察，就像置身于台风眼中，情绪在你周围环绕。观察为你提供了一个平静的立足点，你可以站在其中观看并保持意识，而不会陷入风暴。

正如我们所提到的，观察是一项重要的技能，如果你觉得自己正走向暴食，你可以用它来打断这个过程。它可以帮助你停留在当下，观察你的体验，包括你的外部环境以及你内心的想法和情绪，而不是被它们所裹挟。这可以帮助你避免陷入情绪心念的评判中，这些评判是你走向暴食行为链的链接。专注于当下所发生的事情也能帮助你更有效地在当下打破这些链接，而不是停留在对未来事件的焦虑中。

总结

　　这一章我们介绍了两项新技能：辩证思维和观察。辩证思维意味着摆脱全或无的思维方式，好像你要么 100%"成功"，要么 100%"不成功"。它包括认识到同时拥有一个想法或立场及与之相对立的想法或立场是可能的。我们讨论过很多次的一个例子是你如何 100% 承诺停止暴食。任何减少这个比例的行为就是低估自己。但与此同时，你需要做好准备，以防万一，这样你就能从中吸取教训。相互冲突的力量和想法总是会出现。辩证思维包括认识和接受它们的能力。另一种辩证思维的运用包括接受你现在的样子，同时接受你想要改变。第三种运用辩证思维的方式是接受关于放弃暴食的矛盾情绪。本章的练习旨在帮助你练习运用辩证思维。

　　我们还讨论了观察技能。观察指的是只注意一种体验，而不被卷入，不加评判，不对其做反应。正如我们将在家庭作业部分讨论的，你应该开始练习用身体感觉去观察。当你对这个技能越来越熟悉时，可以用它来观察你的情绪。观察情绪包括体验你正在感受的情绪而不去评判它或评判你自己。这一章还包括一个体验练习，用以练习观察。

　　这个课程的主控权是你的。我们教你不同的技能，这样你就能决定如何最好地使用它们，以及在什么情况下使用它们。如果目前你对某个概念或想法不是很确定，我们建议你回到相关章节，回顾一下。恭喜你至今为止的进步！

家庭作业
请你记得在完成每一个家庭作业后在方框中进行勾选。

家庭作业练习 5-A ｜ 创建一张辩证思维卡片

　　就像你在第 2 章所做的，把你上面写的关于三个辩证思维练习（本章练习 1 ～ 3）的一些内容摘抄到一张小卡片上，这样你就可以把它塞在你的钱包或钱夹里（使用 8 厘米 × 13 厘米索引

卡或者一张折叠的纸）。每天至少读一次卡片，通过阅读你在练习中的回答来练习辩证思维。另外，请注意以下三种情况，你可以在该情况下通过辩证思维来防止暴食：① 当你的情绪心念僵化、完美主义的思维模式告诉你，你"失败了"，因为你吃的比原计划的要多。② 当你对当下的现实感到不满，想要摆脱消极的自我评判和自我厌恶的恶性循环。③ 当你在挣扎，而不是接受自己对停止暴食承诺的矛盾情绪。

☐　我把关于辩证思维的内容抄写到一张我可以随身携带的卡片上，这样我每天都可以看到，当我有暴食冲动的时候也可以阅读它。

家庭作业练习 5-B ｜ 在接下来的一周练习观察技能

在接下来的一周每天练习一次观察技能。从观察身体感觉开始。例如，练习观察你的脚在地板上的感觉，你的手放在桌子上感受到的温度，当你坐着阅读这本书时所听到的声音，你的眼睛望向窗外时看到的画面，当你刷牙时牙膏的味道，等等。当你准备就绪，便可开始观察情绪。请在下面的横线处，描述你一周内练习这项技能的体验。

_____

_____

_____

_____

_____

☐　本周我每天练习一次观察技能。

☐　本周我每天都填写了日记卡。

☐　本周我至少填写了一份行为链分析表。

☐　我使用了我认为最有效的技能，以使用我的智慧心念，在暴食或其他问题行为发生之前阻止它。

第6章
成为一名更熟练的观察者

和我们许多的患者一样，约翰总是对自己充满了评判。他有一种深深的羞耻感，觉得自己未达到他人的期望。长期暴食带来的困扰是他对自己产生负面评价的原因之一，但他的评判几乎涵盖了他生活的方方面面。尽管他是一位成功的高管，他总是把自己和同事进行负面比较。他担心同事们不喜欢他，他也担心因为自己的超重，朋友们会觉得自己邋遢而且不够自律。偶尔在家请客的时候，他也担心客人会认为他是一个差劲的主人。至于他的父母，他知道他们怎么评价他，因为他很少拜访他们，他们总是说他自私、我行我素。约翰的羞耻和焦虑很容易被触发。他总会在和他人接触后陷入自我批评，并常常发生暴食。

因此，对于约翰来说，我们所说的采取不评判的技能特别有用。当约翰了解到这一技能后，他开始注意到自己评判自己的频率。与其评判自己的评判，他练习接受自己是一个非常渴望别人对他有好印象的人。他的智慧心念告诉他，接受自己对别人的反应不确定，比承认他不对别人的反应有完全的控制，要容易得多。这使他对自己产生了更深的同情，反过来，这使他更容易练习采取不评判的立场，并把评判性的想法转换成不那么具有评判性的想法。例如，他开始意识到，在每次商务晚餐后，他常常会回顾所发生的事情，尤其是当他感到尴尬的时候："我听起来实在太蠢了！马里奥（约翰的老板）一直看起来很不自在。他可能想让我闭嘴。"约翰会尝试退后一步，仅仅观察事实，然后说："吃晚饭的过程中，有几次我没能像自己希望的那样说得很清楚。我感到羞愧。我觉得我的老板注意到了这件事，并为我感到羞耻，但我不确定这是不是真的。我知道我已经尽了最大的努力，如果我能使用一些腹式呼吸来使自己平静下来，可能会有所帮助。下次我会试试的。"起初，他经常注意到并且试着重述他的评判性的想法。随着时间的推移和练习的增加，他发现自己对自己的负性评价越来越少。通常，他只需要用深呼吸让自己平静下来，减少评判。

采取不评判的立场

当你做了自己不认同的事情，你会如何回应？我们听过很多病人在犯了错误后称自己"笨蛋"或"像个白痴"，在他们觉得自己吃得太多后认为自己"恶心"，或者当他们在一些事情或者别人的话语中受到伤害时，他们的反应就会说自己"愚蠢"。这些都是评判的例子，而且是相当苛刻的评判！

当然有些评判可能是有用的。例如，评判能够让我们快速做出决定。有时候，这些即刻的决定可能是有保护作用的——就像我们从冰箱里拿出一盒牛奶，然后迅速嗅出它已经"坏了"。判定牛奶"坏了"就是一个评判。这个"坏"的判断实际上意味着牛奶被细菌腐蚀了，它与感到厌恶或反感有关。厌恶感保护了我们，避免喝那些牛奶而生病。把牛奶判定为"坏"意味着我们不需要考虑太多细节。评判"坏"与一种情绪（厌恶）相关联，这种情绪带有一种指向性（不要喝），这可以保护我们。

然而，在不需要立即采取行动来保证我们安全的情况下，负性的自我评判可能会形成一个恶性循环。称自己"愚蠢"或"恶心"会导致自我厌恶、羞耻和其他痛苦的情绪，这些情绪会让你更容易暴食，因为通过暴食可以让你暂时逃避这些情绪。然后，如果你真的暴食，你就必须应对因为暴食而带来的更多的负性评价——这会加重你的羞耻感，让你再次暴食。

采取不评判的立场意味着不要对你的暴食进行评判或贴上**坏**的标签，也不要因为暴食，标识自己是一个**坏人**（或因为不暴食就是**好人**）。然而这并非是一个道德问题。暴食会让你感到羞耻，浪费时间、精力和金钱，而且不可避免地让你感到痛苦。关键是要停止好与坏、对与错的恶性循环，而只是观察它们对你的自尊、身体健康和生活目标的影响。

评判的另一个问题是我们的评判常常伪装成事实。例如，"我超重"这句话可能是事实。但是，如果这句话隐含着这样的评判"超重是不好的，超重的人不如正常体重或苗条的人有价值"，那么看似描述事实的语句实际上就夹带着评判。

不评判的正念技能要求你花时间观察和描述自己和你的行为，而不要带着诸如厌恶、羞耻或绝望之类的情绪，这些情绪会导致你迅速或冲动地使用你的情绪心念。与其给某人或某事贴上"好"或"坏","对"或"错","有价值"或"无价值"的标签,不如花点时间根据结果来描述你正在对什么人或事物进行评价。例如,如果你对自己说:"我是一个糟糕的家长,因为我对我的孩子发脾气。"你可能会感到羞耻。但是当你采取了不评判的立场并且专注于结果时,你可能会说:"对我的孩子发脾气会伤害他的感情,我不想这样做,我想改变这种行为。"第一句是一个评判,而第二句强调了行为的后果和你想要改变的对象。

想象一下,你刚刚为自己冲了一杯咖啡。尝过之后,你告诉自己这杯咖啡"不好"。这些信息如何能帮助你改进下一杯咖啡呢?你需要放慢速度,描述一下你的体验,是太苦、太热、水太多,还是太甜。只有这类详细的信息才能帮助你做出你需要做出的改变,从而使得下一杯咖啡更符合你的口味。

我们理解比较、评价和评判是我们大脑的天性。然而,快速的消极自我评判(例如:我是个失败者,我不好,我很丢人,我很傻)是具有破坏性的,但非常普遍,有时你甚至都没有意识到你在进行负性的自我评判。例如,你可能会发现自己"毫无理由"地感到沮丧,而不知道自己的情绪是如何由消极的自我评判所引发的。

练习对你的经历和在你脑海中出现的事物采取不评判的立场将有助于提高你对你所做的评判的觉察。当你发现自己在做评判时,不要评判自己!改变负性的快速评判的倾向是非常困难的。当你发现自己在评判时,请试着仅仅是观察你的评判。

采取不评判立场的技能听起来可能很抽象,但是一旦你掌握了其窍门,理解如何使用它就变得容易了。下面的练习提供了一个有用的意象来帮你进行练习。

练习1 │ 在传送带上观察你的评判

试着想象你脑子里的想法就像机场传送带上的行李。当你把你的评判看作一件件"行李"时,练习观察你的评判。对你的评判"挥挥手",承认"是的,那个评判又来了",会对你有所帮助。例如,你可能会对自己说:"你好,我们又见面了,关于我的体型的评判"或者"是的,我对暴食有那样的评判。"你的评判性思维就像一条传送带上的一件行李,可能会在你的大脑中反复出现。记住,正念就像一块肌肉,你在彻底放下评判之前需要反复练习。

现在试着这样做:用几分钟的时间观察你当前的想法,就像它们在传送带上一样。那里有带有评判的行李吗?当你尝试采取不评判的立场观察它们时是什么样的感觉?请在下方写下你的体验。

凯特写道：

　　当我闭上眼睛开始观察我的想法时，我立刻注意到我做了一个评判：我没有正确地做这个练习。我观察到自己对自己说："这太难了。我做不到。我不擅长想象。"我试图后退一步，把这个想法放到传送带上，看着它消失在拐角处。它离开了一会，似乎又马上回来了。我试着向它挥手，把它想象成我们熟悉的破旧的红色行李箱。"再见，评判！"过了一会儿，我发现自己变得更加平静，不再那么担心能否完美地完成这个练习。

　　表达喜好、价值观或情绪而不加评判是可能的。例如，"我喜欢爵士乐胜过乡村音乐"这句话是描述一种偏好，而不是一个有问题的评判。在提供反馈（例如：分数）或告知什么该继续、该改变或该停止时，我们可以有一些评判，比如"这个比那个好"。问题在于有一些评判被当作是对事实的陈述或真实可靠的内容，比如说爵士乐就是好过乡村音乐。

　　负性的自我评判是一种自我否定。许多有暴食经历的人很难认可（不评判地接纳）自己和自己的感觉。事实上，他们似乎常常无意识地或不自觉地否定自己，并对此缺乏觉察。自我否定和负性的自我评判可以被认为是践踏你的所有经验，包括你的感觉、想法和行动。通过练习观察自己内心的想法来取代对于自己的否定。如果你注意到一个评判，就把它标记为一个评判，然后让它被传送带带走（如练习1）。这将使你意识到之前无法察觉的自我评判及其后果间的链接。

练习2 │ 练习采取不评判的立场

　　写下你用评判的立场针对自己的一些表述。练习用中立的语言重述这些评判性的表达，强调观察、理解和纠正行为。尤其要注意那些可能与你的暴食相关的评判。

这个练习可以贯穿使用于整个课程，之后可以帮助你停止对自己或他人做出无效、负面或草率的评判。

1. **评判的立场：**

   ....

   ....

   不评判的立场：

   ....

   ....

2. **评判的立场：**

   ....

   ....

   不评判的立场

   ....

   ....

3. **评判的立场：**

   ....

   ....

   不评判的立场：

   ....

   ....

凯特写道：

1. **评判的立场：** 暴食实在是太糟糕了。我毫无意志力。
   不评判的立场： 我有一次暴食，因为我变得心烦意乱，没有使用我在这个课程中学到的任何技能。我会完成一个行为链分析表，看看我能做些什么改变。
2. **评判的立场：** 我是一个刻薄的人，因为朋友在最后一刻爽约就朝她发火。
   不评判的立场： 我很期待我朋友的来访，为此我付出了很多努力来准备。我的愤怒和失望是合理的。如果我觉得这样做是无效的，我就没必要向她表达这

> *些感觉，然而我不必假装自己没有感觉到愤怒。*
> 3. **评判的立场**：*我穿这件衣服看起来糟透了。我是一头肥猪。*
>   **不评判的立场**：*我可能现在看起来不是我想要的样子，但我正在尽我最大的努力过我想要的生活，控制我的饮食。就目前而言，这就足够了。*

专注于当下的一件事

专注于当下的一件事，这项技能教你学会控制你的注意力。这项技能的本质是全神贯注地行动，让你整个人都专注于当前的活动，无论是吃饭、开车、倾听还是思考问题。专注于当下的一件事与一心多用正好相反。它让你全神贯注地融入当下的时刻，将你的全部意识带到此时此刻的活动中，而不让你的注意力转移到其他事情上。专注于当下的一件事也包括觉察到那些你走神的时刻，然后将你的想法和注意力带回当下。

专注于当下的一件事与专注度有关，也就是能够保持注意力的时间。当你在刷牙的时候专注于一件事就仅仅是刷牙。它意味着努力停留在当下。当你试图预测未来或沉思过去时，就会错过当下发生的事情。终究，生活只是一连串的当下。

练习专注于当下的一件事需要有耐心去维持注意力，并且将注意力保持在当下。不耐烦会让你坐立难安，想要离开当下，想要走开。耐心就是还原事情在当下本来的面貌，此时此刻专注于一件事。所以，当你练习专注于当下的一件事的时候，想想耐心和放手的经历。排队可以从一件麻烦的事情变成一个专注于当下的机会，并且在专注于当下的一件事的同时练习观察。你也可以在腹式呼吸的时候通过觉察呼吸来练习如何专注于当下的一件事。

练习 3 │ 练习专注于当下的一件事

在这个练习中，我们要求你花 30 ～ 60 秒，专注于你的呼吸，并且只关注进出你鼻孔的这部分呼吸。如果你注意到自己走神了，那就温和地采取不评判的立场，把你的注意力拉回到现在的任务上，也就是观察你的呼吸。在这个练习之后，请在下方描述你在练习专注于当下的一件事这个技能时的体验。

....

....

....

....

凯特写道：

我开始能够把注意力很好地集中在我的呼吸上，而且仅仅是呼吸，至少在开始的时候。但后来我发现自己分心了，注意到胃部的起伏。我练习了采取不评判的立场说："没关系，我现在不能对我的胃做什么"，然后轻轻地把我的注意力拉回到我的呼吸上。虽然我需要持续不断地将注意力拉回到我的呼吸上，但感觉没有那么难了。

效果优先

下一个正念技能：效果优先，它包含了专注于能达成效果的事情。当你练习这个技能时，你是在专注于实现你的目标，而不是"正确"或"完美"。效果优先就是打你手中被分到的牌。不管你喜不喜欢，都要按规则打牌。

效果优先是"切掉你的鼻子来报复你的脸"（译者注：美国谚语，指冲动行事，不计后果）的反义词。换句话说，效果优先意味着有时你必须让步，而不是坚持事情按照你希望的方向发展。固执己见，坚持事情会以某种方式发展，会促使你进入情绪思维和暴食。

你**可能**是对的，你的方式可能确实**是**公平的。但是，当你固执地坚持不符合当下现实的方式，是不会奏效的。效果优先需要你接受现实本来的样子，不管它是不是你想的那样。这意味着接受那些并不总是公平的事情。

想象如果你到一个繁华的城市购物，因为觉得人们**应该**是可以被信任的，所以你**应该**可以把买的东西放在车上，去附近的公园散步时**应该**可以不锁车门，会发生什么？如果你的目标是把你买的东西带回家，不管你的包裹被偷是对是错，决定不锁车门就不是效果优先。

效果优先意味着要专注于你的目标。作为这个课程的一部分，你的目标是停止暴食。与其坚持你应该拥有高质量的生活并继续暴食，效果优先意味着接纳（正如你在第 2 章所做的）暴食绝对不是管理痛苦情绪的有效方法。效果优先是去学习和练习在这个课程中所教的技能。效果优先意味着与你智慧心念紧密相连，并关注后果。

你可能在想怎么才能知道什么时候使用效果优先这个技能。你应该使用这个技能的一条线索是，当你发现自己在想某一个处境"就是不公平！"的时候。相反，问问自己在这个情况下你的目标是什么，然后练习效果优先，并专注于需要采取什么行动来实现你的目标。

莱蒂西亚告诉我们，她的暴食已经得到了改善，但仍有诱发事件就是她需要继续去她母亲家参加家庭聚餐。这些晚餐对她的母亲来说非常重要，她母亲为自己的传统南方烹饪技能感到骄傲，并且很希望全家都能到场。莱蒂西亚非常纠结是否参加这些活动，因为她即使没有暴食，也经常会在聚餐中吃得太多。她似乎没有办法去参加这些聚会而不吃多于她觉得适合的或她身体需要的量。她很生气，因为母亲太重视聚餐了，而她的兄弟姐妹也似乎对此安之泰然。她还气恼自己不够瘦，因为那样的话，即使偶尔放纵一下对她的体型也不会有太大的影响。

莱蒂西亚非常沮丧，并把注意力全部集中在这个处境的不公平上，以至于想避免参加所有的聚餐。

选择练习效果优先意味着莱蒂西亚需要将她的注意力从认为处境的不公平转移到澄清她的目标。当莱蒂西亚专注于和家人在一起对她有多重要，而不是有多不公平时，她觉得更平静了，也更愿意参加聚餐和处理自己目前的处境。

练习 4 ｜ 理解效果优先

a. **想象一下，当你专注于不公平的情况，或者你希望事情会以某种方式发生——而不是接受现实时。这有多大可能会导致暴食呢?** 请在下方记录。

....

....

....

凯特写道:

当我发现我最好的一个朋友被诊断出患有痴呆时，我感到震惊和崩溃。对我来说，她就像第二个母亲，一想到要失去她我就无法忍受，觉得完全不公平。我不能忍受去见她的想法，所以我没去。这让我感觉自己是一个很糟糕的朋友，导致了暴食。

b.　想一下，**写下如果你接受了现实，你的体验会有何不同。**

_____

_____

_____

_____

凯特写道：

我后悔浪费了那几周的时间，回避她并转向了食物，我本可以和她一起共度一些时间。如果我接受了现实，我就会明白我真正想要的是做一个好朋友，待在她身边。后来我能这么做了，但那是在浪费了很多时间和很多次不必要的暴食之后。

总结

这一章集中讲解的三个技能可以帮助你进入你的智慧心念。这些技能中的每一项都是关注当下，并从中获得最大的收获。第一个技能，采取不评判的立场，是当你观察自己和你的行为时不去评判。它是指避免负性的自我评判，比如从道德的角度来评判自己（例如好或坏）。相反地，采取不评判的立场，包括从观察、理解和纠正行动的角度来评估自己和你的行为。我们还讨论了评判是如何在没有自我意识的情况下自动发生的。你会有很多机会练习如何意识到自己在做负性的自我评判。

讨论的第二个技能是专注于当下的一件事。这项技能包括将你的全部注意力放在目前的任务上。虽然这个概念看起来很简单，但它通常与我们习惯的相反。多任务处理对于大多数人来说已经是习以为常的了，尽管研究表明多任务处理实际上不如一次处理一个任务有效。专注于当下的一件事就是**将你的全部注意力集中在你正在做的一件事上以及你所处的时刻**。专注于当下的一件事能通过让你在特定的时刻全神贯注于你正在做的事情，帮助你打破暴食的循环。

讨论的最后一个技能是效果优先。效果优先是充分利用你目前的状况，而不是关注事情**应该**怎样或者你希望它们怎样。这个技能是关于怎么打好你手头的牌。当你发现自己对不公正的状况感到气愤，或者不确定如何得到你想要的东西时，效果优先这个技能是非常有用的。效果优先包含了观察你所拥有的真正的选择和真正的限制，然后决定如何在这些限制中最巧妙地行动。

家庭作业
记得在你完成每一个家庭作业后勾选。

家庭作业练习 6-A ｜ 在接下来的一周练习采取不评判的立场

　　花点时间问问自己，评判在你的生活中是如何起作用的。在下方的空白处，请试着回答以下问题：评判在导致你暴食的一系列事件中起作用吗？这是一个关键的功能失调性环节吗？如果是这样的话，本周你该如何开始采取不评判的立场呢？很简单，你可以像在练习2中一样，写下你注意到的评判的立场，再重新写下不评判的立场。当你评判时，你就可以参考不评判的立场。为了对采取不评判的立场来进行更多的练习，你可以练习观察任何评判的想法，就像练习1中的传送带练习，记得向你的评判挥手。

　　在下面的空白处，简要地写下你在接下来的一周中所使用的采取不评判的立场的练习。

_____

_____

_____

_____

☐　这周我练习了采取不评判的立场。
☐　我这周至少做了两次传送带练习（练习1）。

家庭作业练习 6-B ｜ 练习专注于当下的一件事

　　在你的日常生活中练习专注于当下的一件事。例如，在刷牙、梳头、叠衣服、做饭或听音乐的时候练习专注于当下的一件事。尝试保持30秒，然后逐渐延长时间。这是你可以每天练习的内容。在下面的空白处，简要描述你练习这项技能的事情。有什么感受呢？有没有哪次练习专注于当下的一件事打断了导致暴食的行为链？

☐　这周我每天都练习专注于当下的一件事。

家庭作业练习 6-C ｜ 练习对于现状做效果优先

想象一个你当前生活中的情境，当你关注什么是公平的，或者你如何希望事情变得不同时，导致了你暴食的冲动，干扰了你区分什么对你来说是真正重要的能力。你该如何练习效果优先技能，使你的注意力集中在你的目标和你需要采取的行动上？

☐　本周我针对现状练习了效果优先技能。

☐　本周我每天都填写了日记卡。

☐　本周我至少完成了一次行为链分析，可以是关于过去的一次暴食，也可以是在我有暴食冲动时，甚至是在考虑暴食时。（注意：到了课程的这个阶段，如果你没有这样做过，我们鼓励你去探索完成行为链分析表以及识别可以用来打破行为链的技能是否足以阻止你将暴食冲动转化为暴食，或者让你在早期就阻止暴食行为。当你逐渐掌握正念技能时，你可能会发现自己实际上变得能够"觉醒"，和意识到，在那些时刻，你正处于你的行为链的一个环节中。这个觉察使你认识到自己已经到了第4步，并在第5步采用了一个可替代的技能，从而适时有效地打破你的行为链。）

☐　我使用了我认为最有效的技能，以使用我的智慧心念，在暴食或其他问题行为发生之前阻止了它。

7

坚持原计划

现在你已经完成了大约一半的课程。我们已经向你介绍了一些新想法，并要求你进行一些改变。我们教授你新技能，使你提高有效应对情绪的能力，这样最终你就能停止暴食。

在这一章你可以回顾你到目前为止的进展。在课程过半进行回顾非常重要，你可以反思进展如何，并且思考可能仍然需要努力的地方（在接受你的现状和要求自己朝着你想要的方向努力之间的辩证）。例如，你可能会发现，暴食已经减少了，但你最近没有在这个课程上投入太多精力，你的动机需要增强。或者也许你没有看到你所希望获得的进步，你需要弄清楚什么没能起效，可以改变什么来得到进步。

本章节回顾集中于我们在第 3 章中介绍过的过上你想要的生活的前两个步骤：停止干扰学习本课程的行为以及停止暴食。请将你已经完成的全部日记卡和行为链分析表作为参考。

第 1 步：停止任何干扰学习本课程的行为

如第 3 章所述，只有当你积极地投入，这个课程才会对你有效果——积极阅读每一章，完成布置的练习和家庭作业，并使用日记卡和行为链分析表来记录和分析如何应用新技能。因此，我们要求大家在整个课程中始终注意干扰行为。现在请你评估一下是否有任何行为妨碍你积极参与这个课程：

1. 你是否能够在完成相关练习的同时，以通常推荐的速度（每 1 ～ 2 周完成一章——我们知道其中有些章节很长！）完成每一章？如果答案是否定的，那就思考一下主要的干扰因素。在下方进行描述。

   _____

   _____

   _____

2. 每一章结束后你都完成家庭作业了吗？如果答案是否定的，那就思考一下主要的干扰因素。在下方进行描述。

   _____

   _____

   _____

3. 你每天都填写日记卡了吗？如果答案是否定的，那就思考一下主要的干扰因素。在下方进行描述。

   _____

   _____

   _____

4. 你是否每周至少填写一份行为链分析表？如果答案是否定的，那就思考一下主要的干扰因素。在下方进行描述。

   _____

   _____

   _____

如果你对以上四个问题的回答都是肯定的，你可以跳到 119 页的"第 2 步：停止暴食"。如果其中的一个问题你回答了否，那么现在是时候考虑如何处理那些干扰你的主要因素，以便你能从这个课程中获得最大的收益。

当约翰回顾进展时，他注意到在过去的两周里，他没有每天填写日记卡，也没有填写任何行为链分析表。他已经不暴食好几个星期了，但在过去的两个星期里有一些小暴食。他为自己没有更重视这个课程而沮丧，他觉得如果他这样做了，他现在就能够完全停止暴食。

约翰已经发现，在尝试减少暴食时，观察、不评判以及效果优先技能是非常有帮助的，但是他告诉我们他在应用这些技能时有困难。所以，在学习采取不评判的立场时，他会考虑如何处理一个好朋友的类似情况，一个他会善待，而不会像对待自己那样急于批评的人。这是他发现的有用的策略。和好朋友在一起时，他会从观察事实开始，而不去评判他的朋友在道德上是好是坏。回顾自身情况，事实上他花在日记卡和填写行为链分析表上的时间少了。另一个事实是，过去几周，他的工作更忙了。他注意到的结果是，他不像以前那样经常想到这些技能，而他的暴食冲动总体上较之前更强烈了。

他没有浪费精力指责自己，而是努力把精力集中在效果优先上。他需要改变什么，才能减少他的暴食，能让自己坚持填写日记卡和行为链分析表？他认为解决方法是自己应该更专心于这个课程，减少其他事情对自己时间的占用。一种可能的方法是将一些工作推迟到今年晚些时候，这样他就有更多的时间来完成这个课程。他的智慧心念认识到，不可能有足够的时间投入到他想要完成的每一件事上。或许他甚至可以向老板解释，他需要一些额外的时间来实现一些与健康相关的目标。他的智慧心念提醒他，在开始这个课程之前，他几乎每天晚上都暴食，大部分时间都感到很痛苦。在此，他表扬了自己在课程中取得的进步。通过辩证思维，他接受了现在的自己和暴食，决定重新开始课程，从现在开始改变他的行为，并在当天就开始填写一张日记卡。他还决定明天会和老板谈谈。

练习 1 ｜ 克服妨碍你使用本课程因素的策略

现在就开始写下你的策略，来克服妨碍你使用本课程的干扰因素。如果你对一些问题的回答是肯定的，对另一些问题的回答是否定的，思考一下什么帮助你达成了这些肯定的回答，可能会有帮助。这些策略中有哪些会对你在课程中遇到的困难有帮助？

凯特写道：

我发现，我没有每周或每两周读完一个章节，因为我"太忙了"，没有时间去阅读。

我做了一个行为链分析，试着运用观察、采取不评判的立场、专注于当下的一件事以及效果优先技能。我的问题行为是跟不上每周阅读章节和完成练习的进度。这个问题和我的动机有关。当我开始这个课程时，我觉得我下定决心要尽一切努力来停止暴食，并且发挥我的潜能。但随着我能够逐渐停止暴食，我觉得我做得很好，这个课程很有效，所以感觉不那么迫切地要尽快地、彻底地完成这个课程。其他事情占了优先位置。

我的计划是回顾我在第 2 章的练习，以此提醒自己为什么我会参加这个课程。我会回顾我的价值观和我在展望未来时的想象，并且想象我在停止暴食后的生活会变得如何。

在这之后，我感到有动机去看看我的日程表上可以延迟做的事情，至少在一段时间内，让我有更多的时间按时阅读章节。我明白，即使我已经停止了暴食，我仍然需要继续阅读和做作业，这样无论生活中发生什么，我也不再暴食的可能性会得到提升。

这些练习和作业会让你接触到所有的技能，每项至少练习一次——你永远不知道哪一项技能对你最有效。当然，仅仅阅读这些技能与实际使用它们是不一样的，所以我们建议你补完任何还没有完成的练习和作业。

第 2 步：停止暴食

花点时间思考一下你是如何停止暴食的。想想你做了什么，没做什么。首先回顾一下从治疗最初开始，你每周暴食几次。

回顾你从课程最初至今的日记卡，数一数你每周有多少次暴食。试着回忆在这个课程开始前的一周你大概有多少次暴食。

我们知道你可能不确定怎样才算一次暴食。正如我们之前所说，暴食通常被定义为你经历过的失控的进食。如果在这段时间里，你吃的食物比其他人吃的要多，你觉得自己失去了控制，我们建议你把它归为一次大暴食。如果进食并未过量，但你体验到了失控感，标识为一次小暴食。

列出你每周大暴食的总数（你也可以同时计算大的和小的暴食）。如果你有几天没填写日记卡，那就尽可能做一个准确的估计。另外，请注意，我们增加了一些书写空间，用于记录额外几周的情况，以防你在每一章上花了超过一周的时间。

练习2 │ 绘制随着时间变化的暴食次数图

第0周（课程开始前的一周）＿＿＿＿＿＿＿

第1周 ＿＿＿＿＿＿＿	第　周 ＿＿＿＿＿＿＿
第2周 ＿＿＿＿＿＿＿	第　周 ＿＿＿＿＿＿＿
第3周 ＿＿＿＿＿＿＿	第　周 ＿＿＿＿＿＿＿
第4周 ＿＿＿＿＿＿＿	第　周 ＿＿＿＿＿＿＿
第5周 ＿＿＿＿＿＿＿	第　周 ＿＿＿＿＿＿＿
第6周 ＿＿＿＿＿＿＿	第　周 ＿＿＿＿＿＿＿
第7周 ＿＿＿＿＿＿＿	第　周

凯特写道：

第0周（课程开始前的一周）＿＿＿＿7＿＿＿＿

第1周 ＿＿＿5＿＿＿	第8周 ＿＿＿1＿＿＿
第2周 ＿＿＿3＿＿＿	第9周 ＿＿＿2＿＿＿
第3周 ＿＿＿0＿＿＿	第　周 ＿＿＿＿＿＿＿
第4周 ＿＿＿0＿＿＿	第　周 ＿＿＿＿＿＿＿
第5周 ＿＿＿0＿＿＿	第　周 ＿＿＿＿＿＿＿
第6周 ＿＿＿0＿＿＿	第　周 ＿＿＿＿＿＿＿
第7周 ＿＿＿1＿＿＿	第　周

有些时候，对你正在进行的行为变化有一个直观的呈现会有帮助。如果这适用于你，我们建议你把这些数字画出来。我们在下方提供了一个示例图，随后是凯特的填充示例。

在纵轴上，从0开始写上课程开始至今每周暴食次数的最高数字（包括开始前一周）。在横轴上，从开始治疗前的一周开始标识周次。用X号表示每周暴食的次数。

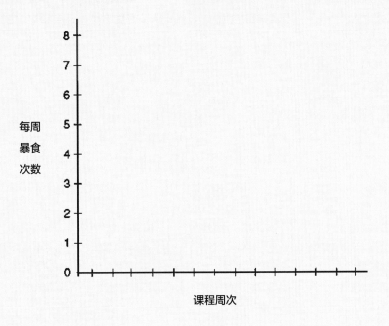

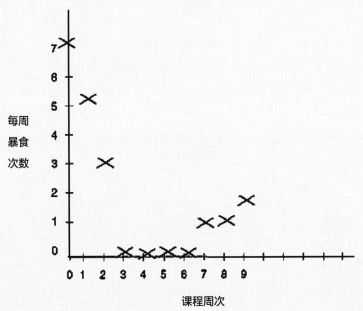

练习3 | 描述你的暴食趋势随着时间的变化

现在，你既可以看图表也可以仅仅看你写下的数字，问自己以下关于趋势的问题：有下降的趋势吗？有上升的趋势吗？或是上升和下降的波动模式？还是数字基本保持不变？在下方写下你观察到的趋势。

凯特写道：

在这个课程的前几周，我的暴食次数迅速减少。在我开始之前的一周，我每天都在进行大暴食，当我读到第 2 章（课程的第 3 周左右）并做出承诺的时候，我基本上停止了暴食。我很有干劲，感觉很好，一直坚持到第 6 周都没有暴食。就在那时，我停止了规律地阅读课程内容。我花了很长时间才读完第 6 章，可能有 3 个星期，我并没有经常练习这些技能。我又开始暴食了，1 周 1 次，上周我暴食了 2 次。现在是我开始课程的第 9 周，我的进度在第 7 章。

现在是进入你的 DBT 教练的角色的时候了，找出是什么影响了你的暴食趋势。这意味着在你观察你的暴食趋势的时候，采取不评判的立场，同时使用效果优先决定行动计划。我们给了你一些具体的建议（在下面的部分），根据你是否在开始课程后暴食总体上有所减少（第一部分），或没有（第二部分），阅读最能代表你总体趋势的部分。虽然你还没有学完整个课程，但是评估你到目前为止的进步是很重要的。研究表明，当人们能够在治疗早期做出改变时，他们更容易受益。

随着时间推移暴食减少

如果你已经大大减少了暴食

对于那些在本课程这一阶段已经大大减少暴食的人来说，你的努力已经转化为了巨大的改变！然而，有时人一旦发现自己的痛苦减少了，就会减少努力。我们提醒你不要这样做，因为在你学会所有技能之前就减少你的努力，可能会导致你今后再出现暴食。这就像使用抗生素治疗感染一样。即使你的症状很快得到改善，继续完成规定的疗程是很重要的。突然停药会导致细菌产生耐药性，你的感染可能会复发，而且更难控制。我们研究中发现的正面的长期结果，主要是基于那些完成整个课程的人们。我们从这些参与者那里得到的反馈是，他们学到的许多最有帮助的技能都是在最后几章中教授的。请记住，这些技能是建立在之前所学技能的基础之上的。因此，即使你不再暴食，或者你的暴食远远少于你刚开始时的数量，我们鼓励你继续，这样就可以学习每一项技能。保持你迄今所做的努力。这种努力会有回报的。通过练习，这些技能一定会成为你的第二天性，从而不需要再花过多的时间和精力。

　　尽管我们建议你继续阅读，但如果你没有暴食或感到有这样的冲动，可以跳到下一节的行为链分析（见第 129 页）。

如果你的暴食有所减少但仍然偶尔发生

　　你可能已经预料到了，能帮你减少暴食的方式是更多地使用目前对你有效的技能，或是增加新的技能及用新的方法使用现有技能。在理想情况下，你可以将这两种策略结合起来。

　　为了更多地使用对你有效的技能，请回顾你的日记卡和每一章的家庭作业。你最常使用的技能是什么？你多久填写一次日记卡？然后列出一个计划来增加你对这些技能的使用。

练习 4 ｜ 制定更多使用已经有效的技能的计划

在下面空白处描述你将如何更多使用那些对你已经发挥效果的技能。

....

....

....

....

凯特写道：

　　回顾日记卡，我发现我需要更多使用的有效的技能是智慧心念，采取不评判的立场和腹式呼吸。用来帮助我更多地使用这些技能的计划是每天早上查看我的

8 厘米 ×13 厘米卡片上记录的停止暴食的利弊分析并重申我的承诺。然后我会看日记卡的背面，在那里划下所学到的技能，并计划在当天使用。我将把日记卡放在我的钱包里，这样当我练习技能时，我可以立即圈出来。如果我练习不止一次，我可以用不同颜色的笔画两圈或三圈（这对我来说很有趣，而且会让卡片看起来色彩斑斓的）。

关于第二类情况，请阅读下一部分。

随着时间推移暴食增加了或者保持不变

这部分是为那些暴食次数增加了或暴食频率没有实质性的变化的人准备的。如你所知，有很多可能的因素与暴食有关。如果到了课程的这个阶段，你的暴食没有减少，我们的第一个建议是反思你停止暴食的决心。反思你的承诺有多重要的同时，花点时间练习采用不评判的立场。如果你仍然觉得自己 100% 承诺停止暴食并会优先使用这个课程，那么请继续阅读。如果你觉得你的承诺不够坚定或者你不确定，我们建议你在继续阅读之前先回顾第 2 章。例如，重新阅读你的回答，确保你完成了所有的练习（甚至重做这些练习）来帮助你加强这个基本的承诺。

在第 1 章中介绍的暴食的 DBT 情绪调节模型可以为找到暴食没有减少的原因提供有用的框架。特别是可以看看触发或诱发事件的作用，以及你是否能够有效地使用技能来应对不舒服的情绪。

练习 5 ｜ 当你的暴食增加或没有改变的时候，触发 / 诱发事件的作用

a. **最常见的导致暴食的触发事件。** 看看到目前为止你已经完成的行为链分析表的第 1 步，寻找到你描述诱发事件的部分。当这些行为链分析以暴食结束时，你经历过的最常见的触发/诱发事件是什么？在下面的空白处列出它们。

凯特写道：

在我的行为链中导致暴食最常见的触发事件是：

1. 我丈夫心情不好并且冷淡我的时候
2. 当我的丈夫下班后带食物回家的时候
3. 请客结束，客人离开后，我收拾的时候
4. 当有人批评我的唱歌表演的时候

b. **识别可以控制的诱发事件。**花几分钟看看你列出的诱发因素。**你认为现在你可以控制或已经控制了其中的哪些？**通常可控的导致暴食的诱发事件包括：请客后把诱人的剩余食物打包，独自在家待上一段没有具体安排的时间，与配偶或室友为家务琐事争吵。在下面的空白处描述潜在可控的诱发事件。

凯特写道：

我可以控制的诱发事件是当我丈夫下班后带食物回家以及在客人离开我们的晚餐后收拾的时候。

c. **减少触发/诱发事件发生的可能性。**对于你列出的触发/诱发事件，思考减少这些事件发生的可能性的方法。在下方空白处描述一下你为控制或减少最常见的诱发事件而制定的计划。

凯特写道：

1. 我打算告诉我丈夫，他带客户给他的食物回家会触发我暴食。我会问他是否可以考虑一下，不把食物带回家。因为我知道他讨厌浪费食物，我会告诉他

他办公室附近的几家食物食堂（译者注：美国为饥饿的人提供食物的机构）的地址，这样他就可以处理这些食物。我也会让他知道我是多么感谢他的帮助，这会让我对自己感觉好些。

2. 我打算把晚餐上的剩菜打包，在客人离开时送给他们。我会让我的丈夫和我一起待在厨房里，甚至在我收拾的时候帮忙，因为如果他在那里，我就不太可能暴食。如果他不在家或者没空，我就把食物包起来放在我的汽车后备厢里，第二天捐出去。

d. **确定你不能控制或减少的诱发事件。** 在 a 中列出的诱发因素中，找出那些你觉得你无法控制或减少的事件。这并不是说，你一定会由目前感到无法控制的诱发事件导致暴食。不暴食的选择一直是存在的。然而，识别那些似乎在你控制范围之外的常见诱发事件是很有用的，这样你就可以决定至少在此时此刻接纳它们。目前哪些触发因素或事件似乎超出了你的控制范围？

凯特写道：

当我丈夫心情不好疏远我，或者有人批评我的表现时，我可以提醒自己，我不能控制别人的思想、感受或行为，并且我不需要惩罚自己。

你对无法控制的触发事件的反应很大程度上取决于你如何应对或处理它引发的不舒服的情绪，在下一节我们就此谈论。

使用技能更有效地处理不舒服的情绪

如果你的暴食没有减少（或者你想要更大程度地减少），你可以通过充分利用目前所学到的技能来提高这个课程的有效性。也许有些技能你并没有使用，或者你没有经常使用，但这些技能真的可以帮助你改变对强烈情绪的反应，和/或让你减少这些情绪的易感性。

检查你的行为链分析表和日记卡。我们在下方简要列出了目前为止在这个课程中所教授的技能，并给出了简短的描述。将你已经圈出的技能和下面列出的技能进行比较，勾出或圈出你没有经常使用的技能（例如：每周至少 3 次）。如果你觉得下方的简短描述不够充分，请参照下文中标注的章节内容来回顾技能。

尽管我们将在接下来的章节中教你一些新技能，但目前这些现有的技能是非常重要的基础。

- **重申你的承诺**（第 2 章）：这个技能包括尽可能频繁地重申你在第 2 章中所做的停止暴食的正式承诺。你是否在开始一天的生活时，重读了你制作的停止暴食的好处和继续暴食的弊端的卡片？

- **智慧心念**（第 3 章）：这一技能涉及与你内心深处和平衡的部分相连接，在那里你的情绪和你的理性反应被整合。在智慧心念中，你呈现最好的自己，你的决定和行动符合你的价值观。你是否经常练习使用你的智慧心念来打破可能导致暴食的链接？

- **腹式呼吸**（第 3 章）：腹式呼吸的技能包括练习深呼吸以及专注于你的呼吸。这种类型的呼吸可以减轻压力，帮助练习正念，也就是让你意识到"此时此地"的存在。当你有暴食的冲动，只想着食物，情绪不适或身体紧张的时候，你是否练习了腹式呼吸？

- **辩证思维**（第 5 章）：辩证思维的技能包括能够灵活地思考，而不是陷入情绪心念和它僵化、完美主义、"非黑即白"的思维模式。你是否练习用辩证思维和奥林匹克运动员的比喻，这样你就不需放弃停止暴食的重要目标，即使并非总是能达成该目标？你是否辩证地思考以帮助你接受关于放弃暴食的矛盾情感，并且完全接纳现在的自己并且承诺改变？

- **观察**（第 5 章）：这项技能使你能够体验身体上的感觉和强烈的情绪，而不会陷入其中，评判它们或对它们做反应。你是否练习观察以帮助你从情绪心念中解脱出来，使你更容易进入智慧心念？

以下三个技能将帮助你更有技巧地观察。

- **采取不评判的立场**（第 6 章）：这项技能包括不从道德角度来评判你自己，你的情绪或行为，比如好或坏、对或错、有价值或无价值。你正在练习对自己采取不评判的立场吗？例如，比起做出"我是个失败者"或"我不应该有这种感觉——我是个糟糕的人"这样的自我评判，你有练习只观察事实，并且记住你可以接受自己的感受，而不必赞同或付诸行动吗？你是否采取了不评判的立场来帮助你从情绪心念变为智慧心念以避免暴食？

□ **专注于当下的一件事**（第 6 章）：这项技能所教授的是一心多用的相反状态，即将你的全部注意力集中在一件事上，一次只关注一件事。你是否经常练习专注在当下的一件事情上来帮助你集中注意力，而不让你的思绪游离到其他事情上？你是否已经从这个技能中得到了最大的获益，通过抓住机会让自己停下来或者慢下来，这样你就可以找到你的智慧心念来帮助你处理暴食的冲动？

□ **效果优先**（第 6 章）：这个技能意味着放弃正确、恰当或完美，和 / 或认为事情必须完全像你希望的那样。相反，有效的行动意味着做你需要做的事情来达到你的目标。在某些情况下，你**可能**是对的，你的方式**可能**是**公平**的，但要想有效，就必须接受你在那一刻所处的现实。你在练习如何有效地停止暴食以从这个课程中得到最大的收获吗？

如果你还没有使用上面列出的一些技能，那么确保你开始练习这些技能是很重要的。

花点时间列出你将更频繁地使用的技能：

凯特写道：

1. 专注于当下的一件事
2. 效果优先
3. 辩证思维

如果你觉得暴食发生得太快，你似乎没有及时意识到内心发生了什么，从而来不及意识到自己需要使用哪一项技能，那该怎么办？我们的一些患者描述了这种感觉，尤其是在课程的前半部分这种感受更加明显。

检查你的行为链分析表中导致你暴食的诱发事件列表（见练习 5，a 项，第 124 页）。使自己熟悉这些诱发事件列表，这样一旦一个事件发生，你就会意识到它，并开始使用技能进行应对。例如，如果你发现与朋友或家人的争吵是你暴食的诱因，那么一旦你意识到自己或别人提高了嗓门时，就开始使用这些技能。观察的技能对于帮助你提高对当前情况的觉察特别有价值。例如，一旦观察到胸部有紧绷感，你就可以立即开始腹式呼吸。在每个诱发事件发生时马上使用一项技能是很好的练习，即使最后发现它可能并不必要而且你也不太可能暴食。

下面，请列出你最常见的诱发事件（从练习 5 或你想到的其他触发事件中）。列出你将练习观察的触发事件早期的外部和内部信号（例如：嗓门提高，握拳，开电视的声音，开冰箱门），并列出一旦这些事件发生，你将马上使用的技能：

....

....

....

凯特写道：

我最常见的诱发因素是丈夫回家不跟我交流。回顾我的行为链分析表，甚至现在想想，我可以发现最早的信号之一是他跟我打招呼的语调表明他不想和我说话。这种语调引发了我的自责。我告诉自己，他对我不感兴趣了，我老了，等等。当我听到他声音里的语调时，我会马上采取不评判的立场，并且提醒自己所有其他的他可能不和我交谈的原因。

行为链分析

不管到目前为止你的暴食发生了什么改变，我们都要求你阅读这部分。例如，即使你已经完全停止了暴食，你可以使用行为链分析来减少一些在课程的第3章的第3步或第4步列出的，阻碍你过你想要的生活的其他行为：例如无意识进食，参与貌似无关行为和强迫性购物。也许你的暴食通常是由和别人争吵引起的。即使是在争吵的时候你也不再暴食，你也可以用这个课程来避免陷入毫无价值的争吵。

行为链分析可以在两种情况下使用：① 分析已经发生了的事情；② 分析正在发生的事情。

在暴食后，行为链分析允许你采取不评判的立场，并检查是什么导致了暴食以及想出策略来防止这些诱因再次发生。此外，如果你感觉自己正在通往暴食的道路上，立即开始行为链分析会让你给自己一点时间，放慢脚步，思考可能使用的不同技能。

请回顾你的行为链分析表。描述当你使用这个强大的工具来分析已经发生的暴食的一个例子，以及分析一次正在发生的暴食（或暴食的冲动）的例子。如果你没有这些例子，写下下一周使用行为链分析的计划。

凯特写道：

　　我注意到在过去 3 周左右的时间里，我没有使用行为链分析法来处理暴食的冲动。我也意识到我不再在白天带着空白的行为链分析表。这两件事可能是相关的！我计划打印出 5 张空白的行为链分析表，并把它们放在我的钱包里（和我的日记卡一起），这样我就可以随时使用它们。

从本课程中获得最大的收益

我们希望这个回顾对你有所帮助，希望在我们继续讨论更多的技能和策略前，你能够更清楚地意识到什么对你有效，什么不太有效。如果你想到任何我们忽略了但可能对你有帮助的策略，同时使用它们。

　　这一章主要谈论了获得你想要的生活的头两个步骤。如果你已经完成这两个步骤并且已经停止暴食，你应该试着达到第 3 步和第 4 步，去解决其他进食和非进食的问题行为。你会发现你已经开始学习的技能，比如行为链分析，可以很容易地应用到其他问题行为上。你可以参考第 3 章来提醒自己总结过的其他问题行为。

总结

　　这一章的目的是帮助你花一些时间来评估你在这个课程中的进展。我们希望在你阅读本章的过程中，能够采取不评判的立场，并观察你所回顾的信息。我们根据你是否难以坚持完成课程的作业和 / 或在减少暴食上有困难，给你提供了具体的建议。作为这些建议的一部分，我们回顾了到目前为止教授的主要技能，帮助你调节情绪从而减少暴食。我们还回顾了行为链分析，并请你思考一下这个工具对你来说有多少帮助。最后，请你考虑一下，是否还有其他的方法你可以练习从而停止暴食。

家庭作业

家庭作业练习 7-A ｜ 回顾前几章的技能 / 概念

　　如果在完成这一章的学习后，你认为有任何技能或概念需要复习，请回到相应的章节并复习。

☐　我已经阅读了相关章节，了解了我需要复习的技能或概念。

☐　本周我每天都填写了日记卡。

☐　本周我至少完成了一份行为链分析表。

☐　我使用了我认为最有效的技能，以使用我的智慧心念，在暴食或其他问题行为发生之前阻止了它。

第**8**章

正念进食和冲动冲浪

我们希望上一章的回顾能对你有所帮助。我们现在要把注意力回到正念。正念——不带评判地接受自己和所处的环境，是管理情绪而不暴食的基础。这是因为正念和暴食是完全不相容的。正念是关于提高你的觉察，而暴食则是关闭你的觉察。根据定义，暴食是非正念的。你不能在练习正念的同时进行暴食，就像你的身体不能同时紧张和放松一样。要暴食的话，你就不能正念。

正念进食

正念进食是一种将注意力集中在你正在吃的东西上的方法，它能让你倾听自己的身体，更好地知道你饿了或饱了。这就需要在进食过程中运用三种正念技能：观察、采取不评判的立场、专注于当下的一件事。当你练习正念进食时，你会以充分的觉察、意识和以对每一刻、每一种味道、每一次咀嚼的关注来吃每一口食物。

但你所觉察的不止这些。莱蒂西亚解释说，许多次暴食的经历中，她都能够完全感知不同食物的香气、味道以及进食的感觉，所以她认为自己是在同时保持觉察和暴食。她觉得自己在集中注意力，并且完全沉浸在当下。然而，我们指出，虽然莱蒂西亚充分意识到食物的味道，但她没有充分意识到她的核心价值观和对长期最佳利益的坚决承诺。从这个非常重要的角度来看，她是隔离了对于自己行为的现实的觉察。

在思考了这些问题后，莱蒂西亚意识到，在每次暴食之后，她常常觉得自己好像从一片"迷雾"中走出来。她对自己的行为深感后悔，不敢相信刚刚允许自己失去控制。

就像莱蒂西亚一样，你可能会觉得在暴食的时候，自己是完全存在于当下的。然而，我们认为你会同意，部分的你选择隔离了你对自己终将面临的后果的觉察。当你暴食时，你的核心部分是在自动导航。你的智慧心念（与你的核心价值观和你希望过的人生相连的部分）并不在线。

练习 1 ｜ 暴食可能是正念的吗？

把暴食定义为非正念的行为符合你的经验吗？ 你认为暴食同时听从自己的智慧心念是可能的吗？还是觉得自己一部分是选择隔离对行为长期后果的觉察？你是否曾经有过这样的暴食经历，在那之后，你感觉自己完整，自我感觉良好，并且你最后也没有后悔？

在下方空白处写下你的答案。

_____

_____

_____

_____

凯特写道：

我以前认为暴食可以是正念的，因为有时我觉得我选择暴食是因为没有其他选择。但当我认真思考这个问题时，我意识到我是在用暴食来避免感觉，我是失控的。我把食物大口大口地快速吞下去，我并不享受吃东西的感觉，甚至不享受当下。我意识到暴食不可能与正念相容。

我们接触过的大多数患者要么起初就同意，要么最终同意暴食是盲目的进食。正念进食，相反地，是指当你与你的核心价值观和对你的长期最佳利益的坚决承诺保持联系时，能够放慢脚步，进食的同时保持充分的觉察。

练习 2 ｜ 体验正念进食

首先，选择一种食物来进行练习。我们建议从葡萄干开始，因为它是一种很多人喜欢一把一把吃，而从来不是仅仅吃一个的食物。当然，你可以对任何食物进行正念进食的练习。如果你觉得葡萄干太诱人，那就选择一小份不那么诱人的食物（例如：一小块西兰花，一杯茶）。如果计划外的所有食物看起来都太诱人了，那么你可以在计划好的餐食或点心中练习。在刚开始练习正念进食时，选择在你没有强烈的情绪，或者因为其他原因产生暴食冲动的时候练习。使用你的智慧心念。重要的是有机会体验到带着全然的觉察去进食意味着什么。

"拿起三粒葡萄干，放在手里。从观察你手掌中的葡萄干开始，将你的注意力带到每一个葡萄干上。

仔细观察每一粒葡萄干。你可以想象自己是个火星人，这是你第一次看到葡萄干。认真地观察。例如，注意不同的形状、表面和颜色。用指尖觉察质地。当你在观察的时候，注意到任何在你放下葡萄干之前进入你脑海的，关于葡萄干的或者想吃葡萄干的想法。

现在拿起一粒葡萄干靠近你的鼻子，去闻它的气味。让自己完全沉浸在葡萄干的香味中。然后，注意你的手臂和手是如何移动，同时把葡萄干放进你的嘴里。注意你的嘴，你的舌头。然后缓慢的咀嚼，来体验葡萄干的味道。注意葡萄干在你的舌头和上颚的触感。注意当你用牙齿咬葡萄干时候的感觉。注意任何吞咽葡萄干的冲动。然后，当你准备好了，就把它咽下去——葡萄干顺着咽喉移动，你的注意力也跟随这个味道而移动。充分观察吃这一粒葡萄干的体验。

以这种方式吃这三粒葡萄干，慢慢地咀嚼每一粒，真正地品尝，注意葡萄干在你嘴里的位置，倾听咀嚼的声音，充分地去觉察……注意第一粒葡萄干和其他葡萄干之间是否有区别。当你吃过一个之后，味道变了吗？注意你每次咀嚼的体验。你正在正念进食——把你所有的注意力和意识都集中在你正在做的事上。你真正地更加敏锐——与机械地吃东西相反。你把全部注意力集中在进食上。"

在下方空白处写下正念进食的练习对你来说有什么感受。你可以读一下在第136页的框里记录的约翰的正念进食体验。

凯特写道：

这对我来说是一个强大的练习。我立刻注意到，在闻到葡萄干甜味的瞬间，我就迫不及待地想把它塞进嘴里咽下去。我甚至发现自己在四处寻找下一个可以放进嘴里的东西。通过放慢速度，迫使自己等待，我注意到了以前从未注意到的葡萄干的特征。它的褶皱看起来像指纹。当我最终尝到葡萄干时，慢慢地品尝着，我发现它太甜了，当我真正注意它时，我发现我并不想吃更多。我很惊讶，我竟然不想再吃这么甜的东西了。

关于这个练习

这个练习的最初版本出现在乔·卡巴金的 *Full Catastrophe Living* 一书中。乔·卡巴金在麻省大学医学中心开始了一个以正念为基础的减压项目。研究发现，这些正念技能有效减轻慢性疼痛综合征患者的疼痛。我们的版本做了很大的修改。

使用正念进食来预防暴食

如果每次吃东西的时候都练习正念进食，那么理论上来说你就不会暴食。然而，考虑到对每一口食物都去完全觉察的时间成本，我们可以理解这也许有点不切实际。那么，你该如何使用这种技能来防止暴食呢？

一个建议是，当你练习正念进食的时候，开始时吃一些不太诱人的食物（例如非暴食的食物），这样你就会对这种进食方法产生一种身体感觉——一种"肌肉记忆"。我们将其比作话剧排练来向患者说明这种方式的重要性，尽管不同于真实的表演，但是是非常有必要并且有用的。这样一来现场观众所激发的肾上腺素便不再释放，因为有了频繁的排练，你可以在演出时自如地让你的身体展示准确的动作，说出准确的台词。类似的，在没有压力的时候练习正念进食，对你容易产生暴食和想要阻止暴食的时候会有所帮助。

例如，假设你和朋友或家人在餐厅。如果谈话变得有火药味，你可能会感受到不舒服的情绪，因而可能导致你吃得过多，然后暴食。然而，如果你练习过正念进食，你就会有肌肉记忆，可以帮助你保持在当下，进行觉察。虽然整个晚餐都保持正念进食是不现实的，但你可以正念地吃几口，然后加入谈话中（不吃东西）。然后你可以继续正念地多吃几口。你不可能正念地吃完整顿饭，但你可以尽可能正念地吃那些最诱人的食物。

正念进食能够给你提供一个放慢速度，集中注意力的机会，尤其是当你容易暴食的时候，这样你对自己正在做的事情的觉察就能"跟上"你的实际行为。研究表明，饱腹感的产生通常需要至少 20 分钟。正念进食让你的大脑有足够的时间向你的胃发出信号，表明你身体的饥饿状态已经得到缓解。当你全神贯注于每一口食物时，你就更容易接触到你的智慧心念，避免暴食。

约翰的正念进食体验

　　和我们的许多患者一样，约翰认为盲目进食是他的一大诱发事件。他在第 1 章中描述的暴食包括一边看电视一边吃冰激凌。"有时我甚至不知道我吃了多少，直到我注意到盒子里面少了多少冰激凌。然后我会对自己感到很生气，心想我还不如吃光算了！"他不仅开始意识到自己没有正念进食，而且他还意识到他的父母也从来没有在吃饭上花过什么心思。全家人很少在餐桌旁坐下，而是喜欢边看电视或边打电话边吃东西。关掉电视，练习正念地吃一些不容易暴食的食物，这些方式让约翰放慢速度，并且开始品尝和享受他平时所吃的食物。当他变得更自在的时候，他决定用少量的冰激凌来练习正念进食。他注意到，练习正念进食能让他更享受地吃冰激凌，而且吃完他的份额后他也更愿意和更有能力停下来。

　　你可能会问的一个问题是，你是否应该用容易暴食的食物来练习正念进食。我们治疗过的许多患者都能做到这一点，他们发现这样做有助于预防暴食或阻止暴食的发展。关键在于不要过早地正念进食容易暴食的食物。其中一种练习方法是使用一种名为想象正念进食的方法。我们将在下面的练习中解释如何使用它。学习如何正念进食容易暴食的食物的好处在于，让你知道对食物进行非黑即白的思考（一些食物被贴上"好"的标签，另一些贴上"坏"的标签）可能引发暴食。我们将在第 10 章关于平衡饮食的章节中更详细地讨论这个问题。

练习 3 │ 想象正念进食

注意： 我们建议你从不那么引诱你进行暴食的食物开始进行这个练习，并随着你不断获得信心逐步提高难度。例如，如果你容易暴食的食物是甜的多过咸的，你可能会从想象自己吃椒盐卷饼（pretzel；译者注：美国的一种硬面包，微型的，类似中国的小麻花大小）或薯片开始，然后再吃你觉得更诱人的食物，比如糖果或甜点。

　　"请坐在椅子上。让椅子充分支撑你，双脚平放在地面上，保持头部竖立，就像有一根绳子将头部连接到天花板。找一个可以温和地集中视线的地方，你便不会分心。做几次深呼吸，想象一下你通常会暴食的食物。

　　将你全部的注意力集中到该食物上，如同吃葡萄干一样。闻一闻食物，看看它，观察它的颜色。一次嚼一口，一次体验一种味道——把全部注意力放在进食、品尝、咀嚼的行动上。

　　你可能意识到你的想法或情绪。注意到它们，但聚焦于进食的行为。如果你走神了，那就慢慢地把注意力带回到你正在做的事情上，一次吞下一小口。"

你的想象正念进食是怎样的？请在下方空白处进行描述。

....

....

....

凯特写道：

　　在有了葡萄干的体验之后，我觉得自己已经准备好了去尝试一种会让我暴食的食物。我选择用来进行想象正念进食的对象是假期里我丈夫的客户送给他的圣诞卷筒蛋糕。多年来我一直用这种美味的食物来暴食。我想象着切下一片，把它放在盘子里，观察着它，就好像我从未见过它，也从未体验过它。我闻它的味道。我喜欢观察它的气味及外形，甚至是在我吃小小一口之前，我都会仔细端详。当我想象着咬一口的时候，我已经感到满足和平静，可以看到自己慢慢地咀嚼着，享受着松软的口感。我不知道今年我是否会要求我的丈夫不要带圣诞卷筒蛋糕回来，但我觉得如果他带回来了，我可以用这种方式去享用它。

　　与大多数人的猜想不同，意象练习通常不会增加一个人的暴食欲望。然而，如果你发现这个练习让你想要暴食，这是一个绝佳的机会来运用你所有的技能来不评判地观察这种冲动并让它过去。事实上，观察冲动的技能被称为冲动冲浪，你马上就要学到这项技能。

冲动冲浪

冲动冲浪能让你克服暴食的冲动，让你有时间接近自己的智慧心念，帮助你避免暴食。

这种技能包括使用心理意象——在这种情况下，想象你的暴食冲动就像大海上的波浪一样。冲动冲浪包括学习在波浪上"冲浪"，或在暴食的冲动上"冲浪"。当你练习这个技能的时候，你会运用正念的技能去观察，专注于当下的一件事，并采取不评判的立场来保持这种冲动的体验，而不是屈服于它，或者通过评判它或评判你自己来强化它。通过观察你冲动的起起伏伏，你把冲动和冲动的对象——暴食区分开了。通过时刻关注你的冲动，你就能意识到，你的冲动就像波浪一样，随着时间不断变化。强烈的冲动是有时间限制的，如果你不屈服于它，它会自行结束。

冲动冲浪包括想象自己站在冲浪板上，骑在浪尖。当你第一次注意到想要暴食的冲动并开始冲动冲浪时，这种冲动或波浪可能会显得相当大——就像冲浪者一开始进入的真实的波浪一样。当你开始冲浪时，你可能会感觉到冲动变得越来越强。然而，随着时间的推移，当你继续冲浪时，你会注意到这种冲动的力量在波动，起起伏伏。试图控制波浪的运动，冲动冲浪要求你停留在波浪的顶部，随着它升起、落下，升起、落下……直到你完全驾驭了冲动，平静下来。

冲动冲浪是如何产生作用的

研究表明，强烈的欲望不会永远持续下去，而是通常持续 20 分钟左右。当你练习冲动冲浪时，冲动的持续时间会随着时间的推移而缩短。冲动冲浪之所以有效，是因为它能重新训练你的大脑。在过去，每当你不由自主地屈服于暴食冲动时，你就加强了冲动和付诸行动之间的联系。

当你通过冲动冲浪把自己从冲动中分离出来时，你的大脑就会意识到，体验到冲动也可以不付诸行动。渐渐地，大脑中新的认知会削弱冲动和行动之间旧的联系。每次你使用观察，采取不评判的立场，和专注于当下的一件事的正念技能，在暴食冲动中进行"冲浪"时，都是重新训练你的大脑放弃旧模式的关键时刻。

练习 4 | 练习冲动冲浪

选择一些练习冲动冲浪的对象。作为你的第一次体验，你应该选择一些相对低强度的对象进行练习。你可能希望练习那些与食物无关的冲动，比如你想查看短信，想在网上买东西，或者想继续看 Netflix（译者注：美国视频网络，类似中国的爱奇艺）的节目而不是睡觉。安吉拉就是这么做的（在本页下方有描述）。

波浪的意象是一个有用的对陷入冲动之中的体验的比喻，一股强大的力量拉着你朝着冲动行动。当你对自己冲动冲浪的能力感到更自在，并准备好用食物进行练习时，首先练习你喜欢但不渴望的食物。如果一开始你觉得所有的食物都太诱人了，就用你的想象去做冲动冲浪。当你积累了经验和信心，你就可以用真正的食物进行练习，然后尝试越来越诱人的食物。

"首先把食物（或者是不能吃的某样东西，取决于你选择如何开始）放在你面前。如果对象是食物，你先不要吃。仅仅用你的感官去观察它——去看、去闻、去听。留意任何可能出现的想法、感觉或评判。对任何的行动冲动保持警觉，比如想要吃东西的冲动，想要看手机的冲动，想要浏览网站的冲动，等等。提醒自己与冲动一起停留在当下，而不是付诸行动。体验作为冲浪者的感受，驾驭你的冲动的浪头，随着起伏再起伏。当你冲浪的时候，看着浪头越升越高，然后开始落下。你可能会注意到你之前一直坚信你的冲动会一直不断地上升，但是练习冲动冲浪会让你体验到冲动终会落下。

面对你的体验——任何想法、感觉、情感或评判，使用观察，采取非评判的立场，以及专注于当下的一件事的技能。有时把诱人的食物想象成一幅画或一张照片可能有助于你摆脱它。

继续冲动冲浪，直到你摆脱该冲动。若需要花一些时间，也没关系。"

在这个练习结束时，练习接触你的智慧心念来决定是否要根据冲动行事。如果你选择吃东西，查看短信，去购买食物，请确保你的行为是经过觉察的，有意识的选择。如果你选择不去满足这种欲望，记住这种体验。

冲动冲浪的一个非常有价值的特点是，它让你有时间去思考到底发生了什么，而不仅仅是按照你的冲动行事。这对安吉拉尤其重要。

安吉拉的第一次冲动冲浪尝试并不顺利。她会注意到有一种强烈想要暴食的冲动，并试图让这种冲动留在那里。然而，这种冲动似乎越来越强烈，会让她最终去暴食——所以她放弃了使用冲动冲浪。当我们与安吉拉讨论使用这个技能令人失望的经历时，我们建议她后退一步，在不涉及食物的低强度冲动中进行尝试，这样她就能重拾信心。她虽然有所怀疑，但愿意尝试。对她来说，相对低强度的冲动包括在工作时查看手机上的短信，查看脸书（Facebook；译者注：美国最大的社交网站）上的更新，即使很累也要继续看而不是睡觉。她很高兴地发现，她可以有冲动而不付诸行动。用这些与食物无关的冲动来练习冲动冲浪，增加了她的信心。有一天，在经过漫长的一天的工作并与老板发生了冲突后，回到家里，她突然有一种暴食的冲动，感觉就像被"突然袭击"了一样。安吉拉觉得自己已经准备好练习冲动冲浪了，但为了安全起见，她离开厨房上楼去了卧室。坐在躺椅上，她练习着体验自己的暴食冲动，就像波浪一样，不停地起起伏伏，来来去去，就像她想查看脸书的冲动来来去去一样。她提醒自己，她不需要害怕这种冲动，有这种冲动并不意味着一定要付诸行动。

仅仅 15 分钟后，安吉拉惊讶地发现她不再有暴食的冲动。波浪已经退去。当她练习腹式呼吸时，她发现自己能够进入她的智慧心念。她意识到自己的暴食欲望是一种压力信号。她那天一直感到心烦意乱，精疲力竭，尽管当时这种冲动似乎是突如其来的，但她现在可以把这些点点滴滴串起来，意识到自己想要的是安抚。她感到花时间练习冲动冲浪是一个巨大的成功。她决定在躺椅上放松一会儿，读一篇杂志上的短文，给自己多一些时间来放松。然后，她觉得自己已经准备好与家人共进晚餐了，当晚不必再为暴食的冲动而苦苦挣扎。

有时，我们的患者怀疑是否冲动冲浪真的对他们有效。对于大多数暴食的人来说，冲动和屈服于这种冲动之间的联系是如此的熟悉，以至于他们往往无法将这种冲动的体验与屈服的体验区分开来。然而，在你练习冲动冲浪多次后，我们相信你会开始发现屈服于冲动是一种选择，你可以主动选择去做或者不做。这并不容易，尤其是在刚开始的时候，但是我们从很多喜欢冲动冲浪这个技能的患者那里知道，你能够做到！

练习 5 ｜ 计划使用正念进食和 / 或冲动冲浪来防止暴食

这一章为你提供了不同的练习来练习正念进食和冲动冲浪。希望你现在至少对这些技能如何起作用有了一定的了解。这个练习要求你思考接下来的几周，你将如何使用正念进食和冲动冲浪来防止暴食。例如，假设你的日程表上有一个与食物有关的社交活动。你的计划可能包括去参加活动，选择你想吃的东西，然后练习正念地吃几口，在不吃东西的时候进行交谈。然而，如果你知道自己在社交活动中容易暴食，尤其是如果你很担心认识新朋友，你的计划可能包括一旦意识到自己有任何暴食的冲动，就立即进行冲动冲浪。或者，如果你开始吃太多，并且正在走向暴食，而且不愿意或不能练习冲动冲浪，你可能会选择回到正念进食上，作为让自己放慢速度，进入你的智慧心念的方式，如果这种冲动一直持续的话再开始冲动冲浪。

在下方的空白处，写下接下来的几周练习正念进食和冲动冲浪的计划。

....

....

....

....

凯特写道：

　　我要请几个朋友来家里吃饭，我丈夫到时不在家。我知道当我收拾的时候，我会有一种强烈的冲动去暴食剩余的饭菜。虽然我会尝试打包食物给朋友们吃，但肯定会有一些食物留下来。我会使用冲动冲浪的方法，在波浪上冲浪，看着它，和它在一起，直到它过去。然后我会决定是否要吃更多的东西。如果那天晚上我选择吃一些，我会练习正念进食。

总结

这一章介绍了两种新技能：正念进食和冲动冲浪。正念进食是指将你的全部注意力和意识集中到你正在吃的食物上。暴食是一种非正念的行为，在这个过程中，你隔离或否认了对于你行为后果的全面认识。正念进食则在你进食的时候帮助你进入智慧心念。当你练习正念进食时，你同时在用的技能包括观察、采取不评判的立场以及专注于当下的一件事。

本章讨论的第二个技能是冲动冲浪。冲动冲浪是指等待暴食的冲动减少而不是屈服于它。当你在冲浪的时候，你同时会运用观察，采取不评判的立场以及专注于当下的一件事的技能，来保持对于你的冲动是如何在每时每刻起伏并最终减弱的觉察。

我们还讨论了这两种技能如何在防止暴食中发挥重要作用。正念进食可以减少将进食变成暴食的可能性，而冲动冲浪可以让你克服暴食的冲动。持续练习这些技能会让你更好地控制与食物的关系。

家庭作业

家庭作业练习 8-A │ 接下来一周的正念进食练习

计划下一周每天至少练习一次正念进食。先吃相对中性的食物，然后再吃更诱人的食物。如果所有的食物都太诱人，那就继续练习想象进食。每次选择不同的食物会有所帮助。在下方描述你的体验。

第1天：_____

_____

第2天：_____

_____

第3天：_____

_____

第4天：_____

_____

第5天：_____

_____

第6天：_____

_____

第7天：_____

_____

☐　本周我每天练习一次正念进食。

家庭作业练习 8-B ｜ 接下来一周的冲动冲浪练习

　　本周至少练习三次冲动冲浪。根据你对使用这一技能的信心（倾听你自己并请教你的智慧心念！），你可以选择从练习不涉及食物或想象使用食物的冲动开始。你也可以通过推迟吃你计划的食物来练习——但是练习冲动冲浪，不要立即允许自己吃。

　　当你练习真实的食物时，首先要确保你的早期练习中为非诱人的食物。然后练习越来越诱人的食物（在需要的时候使用想象的食物来获得自信）。在下方写下你的体验。

☐　本周我至少练习了三次冲动冲浪。

☐　本周我每天都填写了日记卡。

☐　本周我至少完成了一份行为链分析表。

☐　我使用了我认为最有效的技能，以使用我的智慧心念，在暴食或其他问题行为发生之前阻止了它。

第**9**章

觉察当下的情绪，全然接受你的情绪

这一章将开始一个新的模块，**情绪调节**技能。这些技能将教会你更直接地管理痛苦的情绪状态，降低痛苦情绪的脆弱性，增加你体验积极情绪的频率和强度。

正如我们在前几章中讨论过的，这个章节的基本假设是，暴食的人会经历情绪化的状态，他们无法灵活地管理这些情绪。情绪调节技能将建立在正念技能的基础上，后者可以扩展你对当下时刻的觉察和开放，使你可以感到所有的情绪体验。

我们想强调的是，情绪调节技能的目标**不是**消除消极或不舒服的情绪。悲伤和痛苦的情绪是生活的一部分，它们不能够完全避免。然而，你对悲伤和痛苦情绪的反应方式是可以改变的。

为了使你尽可能灵活地对情绪做出反应，区分**初级**情绪（你的第一反应或最初的情绪反应）和**次级**情绪（由初级情绪引发的情绪）很有帮助。例如，如果你害怕在一群人面前演讲，并且本能地感到恐惧，那么恐惧就是初级情绪。如果你试图通过对自己说"你不应该害怕"或认为自己害怕就是个"白痴"来阻止你的恐惧，很可能会触发比如羞耻之类的次级情绪。给自己的初级情绪命名或贴上标签的能力，已经被证明可以降低生理唤醒以及激活大脑中与行为控制有关的区域。另一方面，试图阻止对初级情绪的觉察，或判断它是无效或错误的，则会加强生理唤醒。这样的尝试通常会适得其反，因为更高的唤醒可能会导致更强的冲动，使你想通过食物进行逃避。

在 2 500 多年前，佛陀已识别出这种有问题的回应模式。他说，我们人类倾向于用"第二支箭"射向自己，从而给自己造成不必要的痛苦。虽然佛陀承认，我们无法避免生命中的所有痛苦（被他称为"第一支箭"的东西射伤），但我们可以做出明智的选择，不要在第一支箭后再射第二支箭给自己增加额外的痛苦。通常情况下，暴食症的人会用不认可的自我评判来回应情感痛苦，从而射出第二支箭。

就像我们的许多患者一样，你可能会陷入把痛苦的情绪贴上"问题"标签的陷阱，而不是把问题锁定在你对痛苦情绪的反应——比如转向暴食。痛苦的情绪，从定义上来说，可能是非常痛苦的，但你选择对它做出反应或不反应才是最关键的。你可以用理解、好奇、同情或无数其他有技能的方法来回应你最初的痛苦感觉，使得情绪强度降低和掌控感增强。我们希望，认识到你过去与情绪的关系并不总是很健康，会使你对有办法做出改变而感到乐观，也就是说，在前几章的正念技能中再加入情绪调节技能。虽然暴食可能会在短期内分散你对某些情绪的注意力，但它不仅会导致初级和次级情绪的积累，还会产生破坏性的后果，对你的自尊，健康和整体幸福感造成负面影响。

觉察当下的情绪

觉察当下的情绪将帮助你充分意识到当下的时刻，并对当下的时刻敞开心扉，接受你所有的情绪体验，不排斥任何体验。通过使用观察、采用不评判的立场、专注于当下的一件事的正念技能，你做出了一个积极的选择去后退一步，将自己从你的情绪中分离出来，这样你可以更客观地观察它。

通常，当我们有强烈的情绪时，我们告诉自己我们*就是*自身的情绪（例如，"我**就是**难过"或"我**就是**愤怒"）。为了更便捷地观察到你的情绪和你自己是分离的，你可以像我们的一些患者一样，为你的情绪创建一个视觉图像。例如，你可以把你的情绪想象成一条在你面前奔腾的河流。如果你跳进河里，就会被冲走。然而，记住，你可以停下来并坐在岸边看着河水奔流而过，而不被这条汹涌的情感之河卷入，冲到下游，受到伤害。你不必跳进河中。相反，当你坐在河岸上时，你可以接受这条河，采取不评判的立场，观察你的情绪，同时专注于当下的一件事。练习 1 中请你把你的情绪想象成一个压倒性的巨浪。

另一种使用视觉化的方法是把你的情绪描绘成一个物体。它有自己特定的大小、形状和颜色。一位患者形容她的愤怒是个像大象那么大的、火红的球，向四面八方伸出黑色的尖刺。这个物体可以是你身体之外的东西，或者你会发现在你身体内部或身体上方观察情绪会有帮助。例如，另一个患者描述她的罪恶感是一个深色的、沉重的团块，压在她的肩膀和胸口。通过观察，专注于当下的一件事，以及采取不评判的立场，你可以将自己抽离出来与你的情感分开，同时保持对它的觉察。我们的目标不是试图压抑、阻止或推开情感，同时也不是试图保持、加强、改变或"修复"它。

你可以通过下面的对当下情绪的正念练习开始体验。正如我们下面描述的那样，我们的一些患者发现很难从强烈的情绪开始练习，并发现从不那么强烈的情绪开始练习会有帮助。最后，当你在练习这个技能时建立了信心，就可以将这个练习应用于更强烈或压倒性的情绪。

练习 1 ｜ 觉察当下的情绪

"让自己坐在椅子上，双脚着地，身体直立，经由你的膈肌（译者注：肋骨底部的薄肌）缓慢、放松地呼吸。找一个能集中视线的地方，这样你便不会分心。

然后将你的意识带入到最近一次情感体验中。在你练习这一技能的最初几次，选择一个情绪，使你可以意识到它，但并不强烈或具有压倒性。例如，你可能希望通过思考新闻中不直接影响你或你爱的人的事情来练习，比如当你听到一个受人尊敬的音乐家、作家或演员去世的消息时，你会有的反应，或者你特别喜欢的电视节目取消了，或者听到你最喜欢的球队输球了。一旦你进入并观察了这个情绪，看看你是否能识别出它是什么。也许你很难过，有点失望、惊讶、烦恼，还是焦虑？

不管这个情绪是什么，试着把它想象成与自己无关的或外在的东西，比如像一个波浪一次次与海岸相撞，只是反反复复被拉回大海。如果你想保持'干燥'，你就不会试图阻挡海浪。它会把你打翻，然后把你拖到海里去。相反，你可以站在岸边，练习专注于当下的一件事，与当下的任何发生共存，不断地将你的注意力拉回到波浪上。

通过不评判情绪本身或不评判产生这些情绪，来练习采取不评判的立场。练习释放或放下情绪体验，提醒自己，这种体验并不是你的全部，所有的情绪都不可避免地变化、转变。练习全然接受它。

做几次深深的、流畅的呼吸，结束这项练习。"

利用下面的空间来描述你对察觉当下的情绪的感受。

凯特写道：

起初我觉得这很难。我观察到我的右脚发麻了，我注意到恼火的情绪。我想站起来走动一下，但是我尝试着观察我的恼火，将其视作一个波浪。我试着保持我观察的景象，发现自己在做评判，认为这很难，这一开始使得我觉得更恼火。当我意识到这一点时，我告诉自己"这是新的尝试，这有点难，没关系的，只需将注意集中在波浪上。"我能把自己和自己的恼火情绪区分开，说："这不是我的全部。它将会过去。"就像练习中建议的那样。看到评判如何使我的感情变得强烈，真令人震惊。

正如我们在第 1 章中描述的，约翰小时候就被告知他不能哭，不能生气，总之不能表达自己的情感。作为一个成年人，在他开始这个课程之前，他通常意识不到自己有强烈的感情。随着时间的推移，他越来越清楚地认识到，他确实有强烈的情感，但很难体验它们。就好像是当他注意到自己的情感变得强烈或沉重时，就在内心给自己竖起了一堵墙。这是可以理解的，因为他几乎没有体验过自己的情感，所以他不相信自己有能力处理这些情感而不被淹没。相反，他已经习惯了用消极的自我评判来否定自己的感觉，转向盲目进食和暴食来麻痹自己。只是因为他的饮食行为的后果变得如此痛苦，他才来寻求帮助。和我们大多数人一样，尽管学习使用这种技能需要毅力，但是约翰发现觉察自己当下的情绪给了他一个处理情绪的新选择。

约翰发现，想象自己坐在岸边观察自己情绪，将它当成自己面前的一条河，是一个有帮助的方法。他并不总是能确定哪些情绪是初级的哪些是次级的，但他发现，观察情绪与自己是分开的，使他不再感到必须要去控制它们，并使他更容易识别和标记自己的情绪，这本身就是一种强大的体验，帮助他更灵活地管理它们。

在一次恼人的商务晚餐上，他觉得有个主管在利用他的成果给自己邀功，他回到家后感到非常苦恼。由于不确定自己的感受，他练习着要觉察自己当下的情绪，就好像它是一条流动的河流。当他坐在岸边观察时，他意识到自己感到非常愤怒。他继续观察着，注意到这种愤怒是针对他自己的："你为什么这么难过？这没什么大不了的！谁在乎他今晚是否邀功，你做的终究是你做的。总有一天会真相大白的！"注意到这些自我评判，他又把注意力转回到观察这条河。当他这样做的时候，他惊讶地发现自己竟然泪流满面并哽咽起来。他意识到他所观察到的情绪是悲伤，并意识到这是他的初级情绪——他试图用愤怒这一次级情绪来消除这种情绪。把他的情感表达出来，使之与自己分离，使他体验到以前从未意识到的深深的、强烈的悲伤。练习对当下情绪的正念，约翰能够允许自己置身于自己的情感中，而不唤起痛苦的感受——这种感受曾在激发他暴食的欲望中扮演了重要角色。

全然接受你的情绪

全然接受并觉察你的情绪显然是困难的，尤其是当它们令人痛苦的时候。这很可能就是你开始暴食的原因。**全然接受你的情绪**是一种技能，它能帮助你忍受你觉得难以忍受的情绪，从而给你除了暴食之外的选择。

事实上，有时候你的生活中会出现一些你无法改变的情况，或者至少不能马上改变。**全然接受**意味着接受你不能改变的，当然，同时改变你能改变的。通过接受你所有的情感体验，甚至是痛苦，你就不会通过食物来抗拒或抵抗情绪上的不适，从而给你的体验增加"额外的负担"。**苦难**可以被定义为将痛苦从意识中驱除的抗争，因此可以与痛苦本身区分开来。逃离或否认痛苦使你滞留在不接受事物本来面目的抗争中。虽然想要尽可能少的痛苦是非常自然的，但是通过暴食或其他试图阻止或逃避痛苦的尝试来掩盖或避免痛苦只会最终增加你的苦难。被困在与现实的斗争且不接受痛苦会滋生和维持苦难。

所幸的是，全然接受的技能可以将叠加痛苦和苦难的结合体转化为在当下时刻的、单纯的痛苦体验。我们要一再强调，全然接受你的情绪并不意味着你的情绪痛苦会消失，我们也不是说此刻的痛苦很容易接受。这就是为什么全然接受情绪是一种需要练习的技能。"全然"这个词在拉丁语中是"根"的意思，**全然接受情绪**包括从根源或核心接受你的情感——以一种深刻而根本的方式。全然接受情绪并不是肤浅地接受你的感觉。相反，它意味着接受痛苦情绪是人类普遍经历的一部分，是不可避免的。事实上，这是我们许多人一生都在试图否认的事实。因此，我们自然需要实践来发展接受的能力。

练习 2 │ 找出你目前最难接受的情绪

我们注意到，我们的患者常常有一种比其他更难接受的情绪。**目前你最难接受的情绪是什么？**把你的答案写在下面。

凯特写道：

愤怒是我最难接受的情绪。它让我感觉可怕，因为它让我觉得完全失去了控制。我担心如果让自己表达了感受到的愤怒，将会发生可怕的事情。

一个能让你了解全然接受你的情绪的好方法，是想想中国"指套"背后的原理。（如果你不熟悉的话，可以阅读本页下方方框里的描述。）

中国指套

中国手指游戏，也被称为中国指套，是一个用来对其他人恶作剧的玩具。这个指套由稻草编织成管状，你让一个朋友把他 / 她的食指从两端的开口插入。插入手指后，你就叫朋友把它们拔出来。朋友拉得越用力，管子里柔软的材料就会越紧地缠绕被困住的手指。将手指解放出来的唯一方法是将它们在管子里相向挤压，这样可以松开指套，让手指自由滑出。

这个指套向你展示了，你越是挣扎着想要将手指从中解放出来，它们反而被越铐越紧；若是放开并停止拉扯，便可从中释放出来。

我们想要强调的是，我们知道放弃控制感是多么可怕和困难。但是如果你练习全然接受你情绪的技能，你将能更有效地集中你的精力。试想一下，你的汽车油箱有个漏洞。在这种情况下，一种选择是拒绝接受这个状况。在这种情况下，你会浪费时间和精力检查汽油，抱怨你要花多少钱来补充汽油。停留在这样的挣扎中会分散你的注意力，使你无法思考更重要的问题，也就是，你需要接受泄漏的存在并决定如何处理。虽然全然接受根本问题的存在而不仅是表象可能并不令人愉快，但你有效解决问题的机会就大得多。你仍然必须解决这种状况产生的痛苦，但你没有增加苦难。

安吉拉的丈夫在她开始这个课程的前几年有过外遇。

她决定继续和他在一起。她告诉他，他们应该把这一切都抛在脑后，而没有意识到自己有多么愤怒和受伤。每当安吉拉想起这件事，她就把它推开。在我们和她的治疗中，安吉拉发现这些感觉会出现在她和丈夫吵架之前，并会促发暴食。全然接受自己的情绪要求安吉拉接受所发生的事情，并允许自己和痛苦共存。她需要接受她无法改变过去，以及她的愤怒仍然强烈地存在着的事实。所幸的是，全然接受了她的愤怒、受伤以及向丈夫表达这些感受，给了她丈夫机会来认可她的感受，帮助他们重建需要的信任。

全然接受是接受所有伴随既定情境而来的感觉，并将注意力集中在可以改变的事情上。全然接受并不需要原谅或宽容——尽管这些可能会随之而来。我们经常从患者那里听到的是，他们全然接受自己的情绪后，经历的苦难会减少。他们解释说，当他们仍然因困难的情绪而感到痛苦和悲伤时，这些情绪会更快过去，因为他们没有与之纠缠或斗争。试想一个三岁的孩子摔倒了，擦伤了膝盖，大哭起来。你会严厉地告诉那个三岁的孩子不要哭吗？如果你这样做了，大多数三岁大的孩子会哭得更厉害，他们的痛苦变成了苦难，因为他们被否定，得不到安慰。接受她的悲伤和害怕是帮助这个哭泣的孩子平静下来的第一步。全然接受你的情绪可以让你遇见你内心那个三岁的孩子。就像接受正在哭泣的孩子的眼泪一样，承认并接受你的痛苦让你的情绪更有可能过去，因为你没有参与到否认或抵制它们的战斗中。这可以让你做出比暴食更有效的选择，让你专注于实际的、潜在的问题。

请使用下面的练习，花点时间练习全然接受你的情绪。

练习 3｜在一个想象的情境中练习全然接受你的情绪

在最初的几次练习全然接受你的情绪时，使用一个你已经接受的情境，比如天气这样的自然现象，可能会有所帮助。全然接受你的情绪与接受如果你不带伞走进雨中就会被淋湿没有很大的区别。从根本上说，考虑到正在下雨，而你没有任何东西可以让自己不淋湿，你能够接受这种情况是注定要发生的。想要全然接受被淋湿这件事，你不需要喜欢或认同它。这个练习建立在这个原则之上，帮助你练习什么是全然接受。

以想象你已经计划了一个非常特别的户外活动，邀请了你的朋友和家人（例如：聚会、婚礼或毕业典礼）开始。现在想象那天下雨了。虽然你对这种情况的情绪可能比你在其他任何一天走进雨中都要强烈，但记住，接受情绪背后的原则和接受天气或其他自然现象背后的原则是一样的。换句话说，拒绝接受你的情绪就像告诉自己你没有被雨淋湿一样。你可以坚持拒绝接受，但事实是你的头还是湿的，你还是会感到懊恼、失望和不舒服。

　　现在在你想象的特殊的户外场合下起雨的场景中，练习全然接受你的情绪（失望、恼火等）。练习观察你的情绪，采取不评判的立场。每当你发现自己试图推开或回避体验时，提醒自己，这种情绪感觉就像暴风雨中雨水落在你头上的感觉，或者是太阳晒在你脸上的热量，这些感觉构成了你目前的现实。

　　在下面的空白处，简单描述一下你是否能够在想象的情境中全然接受你的情绪。

　　凯特写道：

　　当我想象我在朋友的婚礼上唱歌时下起大雨来了，我能够全然接受我的失望。我发现用接受雨水将我淋湿的想象接受我的情绪，很有帮助。

　　一旦你感到掌握了如何全然接受不太强烈的情绪，就可以做下一个练习了。这个练习提供了一个用更强烈的情绪来练习这项技能的机会。

练习 4 ｜ 练习在一个你难以接受的情境全然接受你的情绪

　　首先找到一个你生活中难以接受的情境或事实。当你回顾情境的细节和它造成的痛苦时，练习观察随之而来的情绪。当你准备好之后，即可做出决定，练习全然接受你的情绪。当观察你的情绪时，有意识地采取不评判的立场，允许自己接受不管是什么情绪，即使很痛苦且你希望自己不要感受它。注意任何想让你的情绪消失或回避情绪的冲动，但允许它以它本来的样子存在。告诉自己，你的情绪是有效的，是你体验的一部分。即使情绪是痛苦的或我们认为是不可接受的，也可以有意义，并带来智慧。全然接受技能允许你接受情绪的存在，而不是用食物来试图回避或阻止自己体验它。也许你能回想起过去的一个时刻，回首时，你希望你能接受自己的情绪而不是转向食物，那样只会导致更大的痛苦。你对于全然接受情绪的重要性有了新的理解，请将其应用到你目前的处境中。

请做十次吸气和呼气，与此同时，继续练习从根本上全然接受你的情绪。然后结束练习。

在下面的空白处，描述一个情境，以及你在该情境下全然接受你的情绪的体验。

凯特写道：

我所想象的情境是我和我丈夫谈话，那是要求他不要把客户送的食品礼物带回家的第二天。那天晚上，他拿着一打不同颜色口味的法国马卡龙（译者注：一种法国甜点）走了进来。我心想：他的行为实在是让人难以接受！他完全不考虑我的感受！我内心开始涌起强烈的愤怒。这引发了非常强烈的焦虑，因为我觉得生气很可怕，所以我把我的感觉压在心里，什么也没对他说。我开始感到疏远和麻木。第二天我把这些食物丢进了垃圾桶，内心感到麻木，尽管我知道自己肯定还很愤怒，因为他讨厌浪费食物，知道我的行为后肯定会生气。我不想提醒他我让他做的事。我只想保持冷漠。

所以我决定练习全然接受这个情境和我的愤怒。我回想着那天晚上的细节，当我看到他带回家的东西时，我的身体感受到了什么。我回想起这件事，注意到我的心开始怦怦直跳，我的肌肉开始紧张，我想冲他大喊。然后我注意到一种想压制这些感觉的冲动和一种自我评判，如果我不原谅我的丈夫，我就会变成像我父亲一样的"暴怒狂"。所以在这个练习中，我练习了采取不评判的立场，告诉自己我可以接受这种情况，我可以接受我的愤怒。我生气并不意味着我会做一些失控的事情。我试着对自己说："没关系的，我可以有现在这样的感受，所有的感受都会过去的。"当我写到这里的时候，我感到平静多了，这真的很神奇。当我承认自己是人，会有痛苦的情感并接受它们后，这些情感真的会更快地过去。我不需要推开这些感受；我可以和它们共处，因为它们是合理的。如果是在过去，我肯定会狂吃那些马卡龙，而且会有很长一段时间不跟我丈夫说话。我会认定他是故意把马卡龙带回家的，因为我不够重要，不能让他做我想让他做的事而不把食物带回家。现在我很冷静，愿意去了解是否他只是把我们前一天的谈话给忘了。长期以来他一直把客户给他的礼物带回家，这已经成为一种习惯。我可能需要帮他记住。

总结

这一章集中讨论了两种技能来帮助你改善处理强烈情绪：觉察当下的情绪和全然接受你的情绪。这些方式通过提高你应对强烈情绪的能力，降低你转向暴食的可能性。

觉察当下的情绪这一技能运用观察和采取不评判的立场，以及专注于当下的一件事，完全将注意力集中于情绪上。因为痛苦的情绪而评判自己会让情绪变得更强烈，与之相反，该技能允许情绪自然地减少，随着时间的推移而改变。这种技能和冲动冲浪很相似，只是前者等待强烈的情绪过去，而后者等待暴食的冲动过去。

有时候，要完全意识到一种情绪是特别困难的。你可能会想推开这种情绪，然后用食物把它掩藏起来。这一章讨论的第二种技能，全然接受你的情绪，涉及以一种深刻和基本的方式接受情绪。它不要求你认同这些情绪。但是接受情绪，而不是与它们的存在做斗争，可以使你把注意力转移到寻找你可能改变的导致这种情绪的情境上，同时接受你不能改变的。

　　你需要完成几个练习，来练习这两种技能。随着你对这些技能越来越熟悉，你就能更好地处理强烈的情绪，也更能跟随你的智慧心念去生活。

家庭作业
记得在你完成每一个家庭作业后勾选。

家庭作业练习 9-A ｜ 在接下来的一周练习觉察当下的情绪

　　本周每天都要练习觉察当下的情绪。利用正念的技能观察，采取不评判的立场，专注于当下的一件事。提醒自己，尤其是当你经历特别强烈的情绪时，回想一下过去你"卡在"某个情绪但之后感觉不再那么强烈的经历。提醒自己，你当前的思想状态和情绪正是你此时此刻所经历的。请在下方描述你对该技能的练习情况（必要时附加纸张）。

_____

_____

_____

_____

_____

□　本周我每天都练习对当下的情绪的觉察，我在上面写下了我的体验。

家庭作业练习 9-B ｜ 全然接受，对情绪苦难放手

　　本周至少练习三次，特别是当你有暴食的冲动时，通过全然接受你的情绪，练习对情绪苦难放手。接受这种情绪和情境，面对它而不是远离它。描述你如何用这个技能来取代有问题的进食行为（必要时附加纸张）。

_____

□　我每周至少三次练习了全然接受你的情绪这个技能，并且已在提供的空白处写下体验。

□　我每天都填写了日记卡。

□　本周我至少完成了一份行为链分析表。

□　我使用了我认为最有效的技能，以使用我的智慧心念，在暴食或其他问题行为发生之前阻止了它。

第 10 章

降低情绪心念的脆弱性，建立掌控感

本章所教授技能的基本原理是，当你处于情绪心念时，你更容易暴食。深呼吸（腹式呼吸），辩证思维和观察的技能可以帮助你从情绪心念转向智慧心念。现在我们提供的技能可以首先降低你立即进入情绪心念时的脆弱性。

降低情绪心念的脆弱性

练习1 | 确定特定脆弱因素与暴食之间的联系

你有没有注意到，当你疲劳、生病、极度饥饿或者压力过大的时候，你的情绪反应会更强烈，更倾向于寻求食物来自我安慰，更倾向于暴食？确定与你的生活方式和环境相关的特定的会增加你情绪心念脆弱性的因素，是改变这些因素的第一步。回顾你最近完成的行为链分析，然后在下面的空白处列出行为链分析表第3部分的典型脆弱因素。如果你不能辨别出很多，不要担心。在本章的后续内容中，我们将帮助你关注常见的环境/生活方式脆弱性以及你能做些什么来应对它们。

凯特写道：

我回顾了我之前的行为链分析。我注意到的是两个主要的脆弱因素。一个是疲劳。当我感到疲惫的时候，我很明显会更容易进入情绪心念，更难以控制我的暴食。我的暴食大多发生在晚上。多睡会对我有帮助，因为这样我就不会那么累了，同时早睡也能缩短我晚上醒着的时间。

第二个因素是强烈的情绪状态，长期的孤独和绝望感。当我对这些感受不知所措时，我更容易受到情绪心念的影响。似乎我醒来后总是无法摆脱这样的状态。它让我想要避免做任何我不必要做的事情，只是待在家里陪我的猫和狗。

使用缩写语"PLEASE"来降低情绪心念的脆弱性

缩写语"PLEASE"：

- Treat *PhysicaL illness* 治疗躯体疾病。
- Balance your *Eating* 平衡饮食。
- *Avoid* mood-altering substances 避免改变情绪的物质。
- Balance your *Sleep* 平衡睡眠。
- Get *Exercise* 进行锻炼。

它可以帮助你记住五种方法，以降低使你自身情绪心念脆弱的常见环境／生活方式因素。当我们对每个方面进行考察时，我们会让你思考，这五种方式可以如何应用在自己身上。显然，有些因素比其他因素和你更相关。针对这些因素，我们将帮你考虑哪些可以改变，以及你愿意采取哪些方式去进行改变。

TREAT PHYSICAL ILLNESS 治疗躯体疾病

约翰小时候，不管身体状况如何，都要去上学。在孩童时期，他有着完美的出勤率——这意味着他的父母不会让他待在家里，除非他病得很重，需要去医院。他被教育"上唇紧绷"的重要性（译者注：美国谚语，指面对困难时保持平静镇定）。和他的情绪一样，他的身体健康经常被忽视。

作为一个成年人，约翰始终不注意身体，哪怕是在生病的时候。他忽视身体的疼痛、感冒、身心疲惫——他只是保持着"上唇紧绷""坚持到底"。当身体向他传递他生病的信息时，他忽略这些信息，就像他在开始这个课程之前都忽略了自己的情绪一样。但是，试图忽略筋疲力尽、疼痛和身体不适的信号并不能使症状好转。相反，在生病时强迫自己照常工作让他感到更有压力、更易怒、更情绪化。他更容易受到情绪心念的影响。在这种情况下他更容易犯错，当他犯错误时，他会比平时更加严厉地评判自己。这使他更容易感到内疚和羞耻——增加了他暴食的可能性。

在行为链分析中，当他意识到躯体疾病在他暴食脆弱性中扮演的角色时，约翰开始（也是第一次）在他生病的时候请病假。他开始倾听自己的身体，在它需要的时候给其所需。他渐渐发现自己不再感到透支，而可以专注于恢复健康，不把自己推到力所能及的范围之外。这降低了他对工作效率低下的羞耻感和内疚感，使他不那么容易受到暴食的诱惑。

当你感觉不舒服的时候，你会试图忽略身体的信息，以便能够"一如既往"地工作吗？

　　　　　是　　　　　　　否

你注意到当自己感到身体不适时，转向食物的模式吗？

　　　　　是　　　　　　　否

练习 2 ｜ 忽视身体疾病如何影响你的情绪脆弱性和暴食？

a. 许多暴食的人倾向于分散自己对身体信号的注意力。当他们真正花时间关注自己的时候，他们往往会承认当他们生病的时候更容易感到焦虑或易怒。这些感觉会让他们更难恰当地处理压力状况，并降低对暴食的抵抗力。你也是这样吗？请在空白处讨论你忽视躯体疾病的倾向如何与更强的情绪脆弱性和暴食可能性的关联。如有需要，可额外附纸书写。

凯特写道：

　　我讨厌生病，我是一个糟糕的病人。所以这符合我的情况。但是我觉得随着年龄的增长，这种情况有些改善。我不得不这样，因为当我生病的时候，我无法再像以前那样忽视它。当我生病的时候，我绝对更容易受到情绪心念的影响。我觉得自己更需要帮助，如果汤姆看上去没有对我表示同情，我便很容易对他生气，并为自己感到难过。我经常不知道怎样也不想要求他给我我想要的额外关注和照顾。虽然现在不完全是这样了，但过去我确实发现用食物来安慰自己要容易得多。

b.　如果你确实倾向于忽视身体疾病，在你生病时你会希望做出怎样行为上的改变，来降低这个脆弱性的起源？

凯特写道：

　　我现在对停止暴食的承诺感觉非常强烈。我意识到忽视躯体疾病会让我更脆弱，我非常想在身体生病时不强迫自己。但我也需要停止拖延。有时候我拖得太久了，比如，只有在我的肩膀疼痛到无法移动的时候，我才会预约去看医生，而不是在一周前刚刚开始感到疼痛的时候就去。我应该小心照料我的身体——这是我唯一的身体。

BALANCE YOUR EATING 平衡你的饮食

　　虽然莱蒂西亚并不想承认这一点，但她不得不同意，节食似乎对她并没有什么好处。这些年来，她节食了很多次，但从未"成功"。在表面上，她似乎总是在开始一次新的节食。事实上，饮食行业源源不断创造出成千上万的减肥食谱，这些都很好地向她证明了，从长远来看，没有一个是真正有用的。理智上，她明白这一点，并且知道自己并非个例。她也明白自己的许多习惯最终导致她进行暴食，例如试图减肥，试图在一天中吃得很少，这样她可以为外出吃饭"储备"卡路里份额（例如在母亲家里吃饭），并且经常试图彻底不吃某种食物（例如所有甜食）。长时间的限制进食会让她感到非常饥饿，以至于她的生理欲望变得更加强烈，让她感到不适及易怒。当她最终吃东西的时候，她会变得更容易进入情绪心念。然后，如果她吃得比计划的多，她更可能感到沮丧，想要暴食。尽管她明白这种模式行不通，但接受这个事实对她来说却异常困难。接受她很有可能保持现在的体重也是非常困难的。在她所有的饮食挑战中，最困难的是接受她的体重，及停止她不断节食／限制饮食的尝试。最后，她花了很大的努力，终于在一段时间后，她全然接受事实，承认她需要停止如此严格地限制自己的饮食。最终，她能够运用这种技能将她内心深处已经知道的东西付诸行动——她需要平衡饮食。她为自己制定了一个饮食计划，不是在白天限制自己，晚上却冒着情绪失控的风险，因而很容易暴食。当她注意到，一旦她有规律地进食，白天就不再饿了，她的暴食欲望也下降了，她很欣慰，但也并不惊讶。

　　暴食的人尝试节食是很常见的。这种尝试包括试图限制你吃的食物的总量，试图避免吃特定的食物（例如：甜食、碳水化合物、脂肪），和／或试图长时间禁食。研究表明，仅仅试图遵循一种节食食谱，无论你是否真的"成功"，都会增加你暴食的可能性。通过节食减肥实际上会导致暴食，从而导致体重增加。多年的数据表明，节食很少能保持减肥效果。大多数人都回到了减肥前的体重，许多人甚至增重更多。

　　我们强烈建议我们暴食的患者不要同时尝试减肥。我们在引言中也给出过同样的建议。之所以提出这个建议，有几个重要的原因。一是当暴食者开始节食时，他们经常发现严格的结构和规则能帮他们停止暴食——**但这只是暂时的**。你可能也注意到了。节食的问题在于，大多数节食的人会恢复他们减掉的体重。对于暴食的人来说，这种情况发生的可能性更大。暴食者成为"溜溜球式的"减肥者（译者注：因为节食导致的循环式的体重减轻和增加）的风险要高得多。

在学习本课程过程中节食会剥夺你应用所学技能的机会，因为在你的暴食暂时停止的时候，你不需要用到这些技能。之后，在你完成了这个课程的时候，恢复体重的风险会变得非常高，因为你并未真正学会如何停止暴食。恢复体重会让你灰心丧气，相应的，你可能会放弃所学到的任何技能，认为这个课程对解决你的暴食问题来说和之前的种种尝试一样，毫无帮助。这就是为什么我们希望你将暴食作为主要和直接的目标。

我们不建议在本课程的学习过程中尝试减肥的另一个原因是节食会带来很多压力，需要大量的注意力。例如，减肥包括购买低热量的食物，花时间准备、烹饪、锻炼等等。在这个课程中，你很难同时专注于节食以及完成本课程中所有的阅读和练习。

正如前文所提到的，节食的另一个困难是严格的规则会成为你的"回力镖"（译者注：一种扔出去后飞回来的打猎工具），结果你不仅没有利用这种安排减少暴食，反而变得对情绪心念更加脆弱（由于更强的身体饥饿感会带来更大的精神压力，一旦违背"规则"你便会感到受困并放弃），因此更容易暴食，增加体重。

我们想重申的是，我们理解减肥可能是你的目标。我们希望你意识到，现有的研究表明，如果你首先停止暴食，就更有可能减肥并保持体重（这是最大的挑战）。事实上，往往伴随着暴食的终止，你的体重会有所减轻。这也是为什么至少在停止暴食的目标已经完成之前，我们的计划关注如何停止暴食而不是减肥。

如果你用新技能停止暴食，直到这个课程结束时仍保持不暴食，你和你的医生将处于一个更有利的位置，来进行关于减肥可能性的有效讨论。在咨询你的智慧心念后，你可能会考虑一些问题，比如停止暴食是否最终可以带来足够的体重减轻（数据表明，会减少大约原体重的 5% ～ 10%），以达到你的"整体健康"目标。此外，考虑是否重新关注减肥也很重要，尤其是如果太早开始减肥，可能会威胁到你来之不易的暴食终止。归根结底，选择减肥是一个复杂的话题。帮助你停止暴食的技能，如辩证思维和采取不评判的立场，也会帮助你尽可能明智地在你未来的选择中明确方向。

一些暴食者的另一个特征是**"在暴食之间过度进食"**。这种模式也会增加情绪心念的脆弱性，从而导致暴食。因为摄入超过身体所需的热量，会导致如迟钝、恶心和头痛等的短期后果，以及由肥胖造成的长期后果，包括关节炎、心血管疾病、睡眠呼吸暂停和糖尿病。

均衡饮食，既不限制也不过量。美国农业部（USDA）根据五类食品（谷物、奶制品、水果、蔬菜、蛋白质）提供平衡饮食的建议。参见"*www.choosemyplate.gov*"网站中"Choose My Plate"。

重申一下，停止暴食是随着时间的推移停止增重并增加你持续减肥的可能性的最好方法。

你是否有些时候会试图限制自己吃什么，并且/或者你现在正在试图限制自己吃什么？

是　　　　　否

你是否有些时候会在你两次暴食之间吃得过多和/或你现在就是如此？

是　　　　　否

练习 3 │ 不平衡的饮食如何影响你的情绪脆弱性和暴食？

a. 你直接地或渐渐意识到，你失衡的饮食（在暴食之间节食和/或过度进食），与更严重的情绪脆弱性和暴食可能性之间有怎样的关系？在下方的空格中解释，如果需要，可以额外附页。

_____

_____

_____

_____

_____

_____

_____

_____

_____

_____

_____

_____

凯特写道：

我有尝试限制进食的倾向——尤其是在我变胖的时候。尽管我已经注意到这是如何导致我暴食的，我仍试图通过绝食一两天来快速减肥。我一直不太懂为什么挨饿不仅仅让自己感觉超级饿——尽管它确实如此。这种方式还让我在情感上变得脆弱，因为我会易怒、好斗和暴躁。换言之，我进入了情绪心念。我会对汤姆非常敏感，很容易脆弱到受伤。我在他说错话的时候冷眼以对，我的情绪心念会告诉我这种方式是合理的。还有，连续几天尝试差不多是绝食，我总是会撑不下去，并且吃超出允许自己吃的那一点量。这可能只是额外一小份坚果——真的没什么，但通常当天我会觉得自己根本动弹不得，因为没有吃够而感到很疲劳。于是我的情绪心念会告诉我，我很懒，并且我会因为把事情搞砸了，将这一天"毁了"，而感到内疚和羞耻。我的情绪心念太僵化了，使我甚至不能正常思考。更糟糕的是，我真的饿坏了。我会进行一场完全的暴食，避开汤姆，最后睡得很晚，感到恶心，像宿醉一般，又觉得自己很悲惨。第二天我不想醒过来。

b. 如果你注意到你的饮食失衡与更强的情绪脆弱性和暴食的可能性增加有关，**描述一下你打算如何从现在开始平衡你的饮食模式。**

_____

_____

_____

_____

_____

_____

_____

_____

_____

_____

_____

凯特写道：

我知道我必须放弃对减肥的关注。读这个章节很有帮助。我知道节食没用。我真的需要练习全然接受。试图通过严格节食来快速减肥，对我从来都没有帮助。要控制体重，我需要把关注放在停止暴食上，让自己遵循正常的饮食指南，而不是一个我知道我永远无法真正坚持下去的、过于严格的饮食计划。我愿意通过吃早餐来改变现状。那是我跳过的一餐——至少在过去，其部分原因是我晚上吃得过多，早上不那么饿。但这些天，即使我在晚上吃得太多，我还是坚持吃早饭。虽然我不是真正意义上的超重，但我讨厌进食失控的感觉。随着年龄的增长，我觉得体重很容易增加，所以就想要尽可能地减少热量摄入。但这真的会将我推进情绪心念中，并且从长远来看，即使不是马上，我也会变得更容易开始暴食。我不想要这种脆弱性。我的生活质量对我来说太重要了，我停止暴食的承诺和坚持不暴食对我所珍视的一切来说至关重要。

AVOID/REDUCE MOOD-ALTERING SUBSTANCES 避免 / 减少改变情绪的物质

改变情绪的物质，包括非法和合法的药物、某些处方药、咖啡因、尼古丁和酒精，可以影响情绪状态，妨碍你清晰思考的能力。这会让你更容易增加情绪心念的脆弱性以及暴食的可能性。请回答以下问题，并思考各种改变情绪的物质是如何影响你的。

咖啡因会让你变得更加焦躁不安和不那么平静吗？

      是   否

酒精会让你在情感上更脆弱吗？

      是   否

你是否更有可能在喝酒后暴食？

      是   否

如果你使用其他会改变情绪的物质，比如大麻，你会更可能在使用它们的过程中或之后暴食或情绪化进食吗？

      是   否

练习 4 ｜ 改变情绪的物质如何影响你的情绪脆弱性与暴食的关系？

a. 写下你对**改变情绪物质的使用**。使用它们与你**情绪心念的脆弱性和暴食**是否有联系？如果是的话，解决这个问题对你来说有多重要？

凯特写道：

　　我的问题是咖啡因。我整个上午喝了大约三杯咖啡，这样我就不感到那么饿了。当我试着饿自己几天的时候，喝咖啡使我更容易不吃早餐，有时也不吃其他正餐。这和我写的关于平衡饮食的那部分内容相关。但它又带来新的问题，因为它虽能阻止我感到饿，也使我感到紧张，坐立不安，压力更大。我从没想过喝咖啡让我更容易进入情绪心念，但现在我更愿意降低自己的咖啡量，以及意识到无论如何我都得吃早餐。我觉得饥饿和咖啡因造成的兴奋绝对会使我在情感上更加脆弱，最终导致我更容易暴食。

b. 在情绪调节物质的使用方面，**你愿意做出什么样的改变，来降低这种脆弱性的来源吗？**

凯特写道：

我早上喝很多咖啡，所以我一直到午餐才吃东西。我愿意从明天早上开始用无咖啡因咖啡取代 1/4 我平时喝的含咖啡因咖啡，并坚持 1 周。下一周我愿意喝一半含咖啡因、一半无咖啡因的咖啡。我以前从没试过这样做，但我听说过别人以这种方式逐渐降低咖啡因摄入量。如果我出现戒断反应，我会放慢减量的速度，如果一切顺利，我一个月后就可以喝完全不含咖啡因的咖啡了。我认为我是因为体重而使用咖啡因，如果我想喝咖啡的话，我可以喝无咖啡因的咖啡，也可以偶尔在特殊的日子随餐（不要像现在这样不吃饭）喝一杯普通咖啡。

BALANCE YOUR SLEEP 平衡睡眠

睡眠对情绪稳定至关重要。当我们的身体疲惫时，我们的情绪脆弱性就会加剧。例如，人们往往不是通过早睡或小睡直接处理疲劳问题，而是通过进食来增加能量。摄入额外的食物，加上情绪上的脆弱，甚至会进一步增加暴食的可能性。

正如睡眠不足会增加情绪心念的脆弱性一样，睡眠过多也会增加情绪心念的脆弱性（例如平均每晚睡眠时间超过 9 个小时）。睡眠过多可能是由疾病（例如：睡眠呼吸暂停、抑郁和糖尿病）以及某些物质（例如：酒精、处方药）引起的。睡眠过多的后果，包括身体上的（例如：背痛、头痛、感觉过度疲劳）和情绪上的（例如：醒来时感到焦虑、自我批评、感觉更抑郁），都会增加情绪心念的脆弱性。

睡眠失衡是否会让你更容易受到情绪心念的影响，从而导致暴食？

  是   否

你是否试图通过吃东西增加能量用以消除你的疲劳感，而不是直接对其做出反应？

  是   否

练习 5 ｜ 睡眠失衡如何影响你的情绪心念脆弱性和暴食？

a. 在下面的空白处，描述你所意识到**你的睡眠模式（睡眠过少或过多）与更强的情绪脆弱性以及更高的暴食风险**之间的关系。

凯特写道：

　　我睡得太少，但有时也睡得过多。我从没想过睡眠过多会让我更容易进入情绪心念，但我意识到的确是这样的。我睡过头时会感觉很糟糕。通常这发生在我喝了酒或暴食到很晚时（我知道这些脆弱因素通常是怎样相互关联的）。当我多睡，醒来时会感到内疚和不安。以这样的方式开始我的一天，会让我变得很脆弱。我感到羞愧，好像我已经浪费了半天。我很容易从情绪心念那里找到一些借口，让自己开始暴食。

　　前一晚没有得到足够的睡眠会使我这一晚特别脆弱——我最可能在这个时候暴食。早点睡觉会很有帮助。

b. 通过**平衡睡眠**以降低情绪脆弱性和暴食风险对你来说有多重要？**你愿意对自己的睡眠模式做些什么改变**来降低暴食脆弱性的这个来源？

凯特写道：

在此之前，我从未真正理解到睡眠过多的破坏性有多大，让我像现在这样容易受到情绪心念的影响。我感到自己很乐意早点睡觉，尽管我好像将要在同一时间尝试做出太多的改变。但我知道这很重要。所以也许只是提前 15 分钟睡觉。即使那样也会带来变化。睡过头的次数减少了。我需要做出的改变是减少饮酒。在关于物质使用的部分中，开始我还没想到这件事。这改变对我而言并不是那么难以做到。

GET EXERCISE 进行锻炼

缺乏锻炼也可能是情绪脆弱的一个原因，会导致身体耐力的整体下降和不良的情绪状态。缺乏锻炼会加强你对抑郁和情绪心念的脆弱性，也会增加你暴食的机会。反过来，积极锻炼身体是一种非常有效的方法，可以改善你的情绪，减轻你的压力，提高你的整体功能水平。锻炼身体，特别是对于那些在抑郁时容易暴食的人来说，是一个特别有用的工具。

绝大多数的研究支持将提高活动水平作为改善情绪最有效的方法之一，尤其是当你感到情绪低落或沮丧的时候。运动的一个重要特征是它可以不依赖于你的心情状态而起作用。换句话说，你不需要有一个好心情才能锻炼。运动能改变你的心情！这也反过来会降低你情绪心念的脆弱性，减少暴食的可能性。

值得注意的是，适度的锻炼并不需要跑马拉松或者把自己练到受伤的地步。它意味着用平衡的方式，做一些让你的四肢活动起来的事情，比如走路、游泳或者骑自行车。重点是平衡、适度的锻炼。

虽然增加运动量很重要，但有必要将其和过度运动进行区分。过度锻炼，或过度练习，包括在没有充分休息或营养的情况下强行锻炼，和 / 或在受伤时锻炼。过度锻炼会导致身体和情绪的失衡及压力，会增加你情绪心念的脆弱性，从而导致暴食。然而，正如在引言和第 3 章中提及的那样，有时过度锻炼本身就是人们用来代替暴食，回避或逃避情绪不适的一种方式。运动过度会增加暴食的可能性，因为当你为了避免情绪不适而运动过度时，你将失去使用健康的技能来管理情绪的机会，这个过程强化了你希望打破痛苦的感觉和转向与你的核心价值观相违背的不健康行为之间的联系。

反思你自己的体育锻炼经历。你有没有注意到它会影响你的情绪？

　　　　　是　　　　　　否

当你没有得到足够的锻炼，或者当你过度锻炼时，你更有可能容易变得情绪化吗？

　　　　　是　　　　　　否

你有规律的锻炼计划吗？

　　　　　是　　　　　　否

练习 6 │ 体育活动如何影响你的情绪脆弱性和暴食？

---

a. **写下你的锻炼内容或体育活动。** 在你的体育活动，情绪脆弱性和你暴食的可能性之间存在某些联系吗？

凯特写道：

过度锻炼绝不太可能发生在我身上。不过我现在有适当活动，因为我搭乘公共交通工具，两站之间需要步行一些路。这给了我足够的活动量，让我觉得自己这天有走动。此外，我还做园艺，虽然活动列表中似乎没提到这项活动。我觉得对我这个年纪的人来说，这是一项运动量刚好的活动。它不太费力，但算上种植、修枝、减掉枯花、浇水等，活动量不小。我绝对注意到，在身体更活跃的日子里我会感觉更好，心情也更好，也不容易受到情绪心念的影响。我会感到更平衡，不容易对汤姆过度敏感，更容易去欣赏美景以及生活中我真正喜欢的美好事物，比如唱歌。

b.　**如果有联系，你愿意在锻炼的行为中做些什么改变去降低这种脆弱性的来源？**

凯特写道：

我从来没有真正考虑过定期体育锻炼所起的作用。现在考虑之后，我确定我不能长时间没有它。我一年中只有一部分时间从事园艺活动，所以在冬天我愿意多散步。这绝对是值得的。我喜欢不依赖情绪这个概念。我需要记住，我不需要喜欢散步才去散步。我可能会心情不好，但事实上，它会帮助我——即使当我心情不好的时候，我最不想做的事情就是活动。我想自怨自艾和吃东西。但如果把它想成是一种不依赖情绪，以及降低我情绪心念脆弱性的方式，会有帮助。我是一个当自己很沮丧的时候更有可能暴食的人，所以经常锻炼身体对我来说很重要。为了降低我的情绪脆弱性，我愿意做任何尝试。如果我不能按照我对自己的承诺停止暴食并且首先使用这个课程中的技能，我会付出巨大的代价，陷入生活的困境，与这些相比，锻炼只是付出了很低的成本。

建立掌控感

建立掌控感包括参与一些活动来增加你的能力和信心。感到更加满意和满足会让你不那么容易受到痛苦或消极情绪（比如抑郁）的影响，也会增加体验愉快情绪的可能性。

为了建立掌控感，你需要找到一些需要些努力的，有点挑战性的活动，帮助你建立自尊和满足感。每天都真正做这些增强自信的行为（不仅仅是思考它们）会给你的大脑带来新的、不同的反馈，帮助你改变情绪体验。像锻炼一样，任何形式的掌控感建立都是一种不依赖于情绪的行为。促进建立掌控感的活动包括做一些有创造性的事情，比如做音乐、写作或从事手工艺，以及学习一门新语言、学习一门课程或读一本比较难的书。对于暴食的人来说，运动是一种很好的建立掌控感的方式。

你认为增强掌控感会有助于降低你情绪的脆弱性，减少你暴食的可能性吗？

　　　　　　　是　　　　　　否

练习 7 │ 建立掌控感如何影响你的情绪脆弱性和暴食？

---

a. **写下你生活中关于掌控感的体验。**没有足够的掌控感和你情绪心念的脆弱性和暴食之间是否存在联系？如果存在，那么处理这个关系对你来说有多重要？

凯特写道：

　　我觉得虽然我体验到掌控感时会感觉很好，但我并没有真正理解这个关系。我参加歌唱演出，并且经常参与有创造性的、有意义的工作。但我总是批评自己，总是想要变得更好。也许我需要找到一些让我确实感到更有信心的东西。我需要想想这件事。我真正喜欢做的事情之一是制作珠宝，但我已经很多年没做了。对我来说，这是我的兴趣所在。我没想过拿来做生意，但我真的很喜欢这件事。我不得不说，没有足够的掌控感，容易受情绪心念影响和暴食之间确实存在联系，我长期从事艺术工作，但大部分时间都有暴食，这显然没有给我足够的胜任感。

b. 列出一些可以帮助你建立掌控感的活动。

凯特写道：

我在想，珠宝制作会让我更有掌控感。我也喜欢玩音乐。我一直想弹钢琴，我在想如果我开始去上钢琴课，这本身就可以使我获得掌控感。不管从哪个方面看，这都将是一个巨大的成就。这是一种成长的方式，是挑战，是风险。我会为自己开始尝试新事物而感到自豪。我还一直想上西班牙语会话课。这些都可以帮助我建立掌控感。

c. 如果你觉得在你的生活中没有足够的机会来建立掌控感和成就感，那就**制定一个计划去做**一些你列出的，有助于建立自信的**事情**。把你的计划写在下方的横线上，如有需要可使用额外的纸张。

凯特写道：

我想我应该重新开始制作珠宝。我已经有很多材料了。我只需要找回手感。我也觉得自己是时候学习弹钢琴了。我们实际上有一台立式钢琴。也许第一步是完成调音。然后我就可以开始打听附近的好老师了。

d. 正如我们上面提到的，我们已经讨论过的六个方面中的每一个（治疗躯体疾病，平衡饮食，避免改变情绪的物质，平衡睡眠，进行锻炼，建立掌控感）都包括了降低你的情绪心念脆弱性的方法，从而减少你对暴食的易感性。在我们的讨论中很可能遗漏了其他因素，这些因素也会让你容易受到情绪心念的影响。如果是这样，请列出这些因素，并在下面的空白处写下一个计划，以降低你对它们的脆弱性。

凯特写道：

　　我的脆弱因素之一包括坏习惯的影响。这一章没有提到这一点。习惯和常规让我想要不断地做同样的事情——仅仅因为我之前做了，我就觉得自己必须再做同样的事情。它可以让我进入一个循环，我可以连续几周暴食，我会觉得那天真的没有任何促发事件，好像除了前一天我暴食之外什么都没发生。所以我需要做的一件事就是打破对我有害的常规。如果有一天我暴食，睡过头，感觉很糟糕，我需要找到一种方法出去锻炼或者做一些能增强我的掌控感的事情。我一定要做些什么来改变这个模式。如果我不这样做，只是做一些"老样子"的事情，我会回到"老样子"。

总结

　　这一章讨论了如何降低你自己的情绪心念的脆弱性，这最终将有助于减少问题行为，例如暴食。本章总共讨论了六种不同的环境 / 生活方式因素。为了记住其中的五个因素，我们使用了缩写词 PLEASE，代表如下含义：

- Treat *PhysicaL illness* 治疗躯体疾病。
- Balance your *Eating* 平衡饮食。
- *Avoid* mood-altering substances 避免改变情绪的物质。
- Balance your *Sleep* 平衡睡眠。
- Get *Exercise* 进行锻炼。

治疗身体疾病，饮食均衡，充分休息都被认为是可以帮助你缓解疲劳，更能从情绪心念转移到智慧心念的因素，从而帮助你应对出现的负面情绪。

这一章还讨论了改变情绪的物质如何通过增加你的情绪脆弱性，使你更难进入你的智慧心念和增加暴食的可能性。最后讨论了两个因素：锻炼和建立掌控感。这两种独立于情绪的行为也有助于降低情绪脆弱性和对暴食的敏感性。

这一章包括一些练习，要求你思考这六个因素对你的影响程度，并制定计划来降低你对它们的脆弱性。努力降低脆弱因素不仅会减少暴食，还会提高你的整体生活满意度（我们认为始终是件好事！）。

家庭作业
记得在你完成每一个家庭作业后勾选。

家庭作业练习 10-A ｜ 在接下来的一周，填写"降低情绪心念的脆弱性的步骤"表

使用下一页中的"降低情绪心念脆弱性的步骤"表，为六个环境/生活方式因素制定具体的计划。例如，如果睡眠过少是一个问题，你可以设定一个目标，在接下来的7天里至少有5天保持8小时的睡眠。圈出你实际执行计划的日期。尽管表格聚焦于你在接下来这周如何实现这些计划，我们的目标是在整个治疗过程和结束之后的时间里你都遵循这些计划。应对这些因素不仅会降低你对情绪心念和暴食的脆弱性，而且还会改善你的整体情绪！

降低情绪心念脆弱性的步骤

对于每一个影响因素，在这一周写下你的具体计划，以此降低情绪心念的脆弱性。圈出你将计划付诸行动的那一天，描述发生了什么。

降低对情绪心念的脆弱性

治疗身体疾病？

计划: _____

周一 周二 周三 周四 周五 周六 周日

结果: _____

平衡饮食？

计划: _____

周一 周二 周三 周四 周五 周六 周日

结果: _____

避免改变情绪的物质？

计划: _____

周一 周二 周三 周四 周五 周六 周日

结果: _____

平衡睡眠？

计划: _____

周一 周二 周三 周四 周五 周六 周日

结果: _____

进行锻炼？

计划: _____

周一 周二 周三 周四 周五 周六 周日

结果: _____

练习建立掌控感？

计划: _____

周一 周二 周三 周四 周五 周六 周日

结果: _____

你把这些计划在下周付诸实施，目标是在整个治疗过程和以后的时间里都遵循这些计划。解决这些因素不仅会降低你对情绪心念和暴食的脆弱性，而且还会改善你的整体情绪！

☐ 我使用了"降低情感心念脆弱性的步骤"工作表制定计划来解决每个脆弱性因素。

☐ 我已经开始解决本周主要脆弱性因素。

☐ 我每天填写日记卡。

☐ 本周我填写了至少一个行为链分析表。

☐ 我使用了我觉得最有效的技能，以使用我的智慧心念，在暴食或其问题行为发生前阻止了它。

第 11 章

建立积极体验，增加积极情绪的步骤

你可能不会感到惊讶，研究表明暴食的人更容易经历消极情绪，如持续的悲伤和抑郁。也许你也亲身体验过这些情绪。提高你的整体情绪和生活质量的一个重要方式是学习我们在这个课程中教授的技能，以替代在你感到悲伤或沮丧时，通过过量的食物寻求安慰的方式。

但是为什么暴食的人一开始就更有可能有消极情绪呢？这种脆弱性通常可以追溯到 ① 消极活动和积极活动的失衡和 ② 不能充分体验和专注于正在进行的积极活动。你认为你有这些问题吗？

在我们更详细地讨论这些问题并告诉你可以做些什么来改变它们之前，请回答以下问题：

测　试 │ 积极的体验在你的生活中扮演了什么角色？

---

1. 在你的生活中，消极或中性活动的数量通常会超过积极活动的数量吗？

　　　　　是　　　　　否

2. 当计划了愉快的活动后，你是否发现你很难充分享受它们？

　　　　　是　　　　　否

3. 你是否注意到你用内疚、担心和 / 或自我批评分散了注意力或打断了你积极的情绪体验？

　　　　　是　　　　　否

若其中一个或多个问题的回答是肯定的，可能有助于解释为什么你容易情绪低落。你可能认为积极体验在生活中并不常见，但我们想你会同意，缺乏有意思的令人满足的事情，或者无法真正享受它们，是不会让人有好的感觉的。因此，尝试在你的生活中加入并享受积极体验是重要的。

建立积极体验

如果你认为你可能错过了积极体验，首先要认识到的一个关键的概念是平衡。这意味着不用每天工作，但也不意味着每天休假。另一个重要的概念是，为了在生活中享受积极体验的好处，你必须积累一些愉快的体验。我们希望你能感觉到这项投入是值得的，因为我们已经看到在这个方面的失衡使我们的许多患者更容易受到情绪心念的影响，因此当他们体验到情绪上的痛苦或不适时，更有可能转向食物。

我们推荐了四种方法来平衡你的生活，使之朝着积极的方向发展：

1. 增加每天的愉快事件。
2. 积累长期的积极情绪。
3. 处理你的人际关系。
4. 避免逃避（特别是把暴食作为一种逃避痛苦情绪的方式）。

增加每天的愉快事件

第 179 页方框里的愉快事件列表给出了一些可以增加积极事件和积极体验的事件。表单上有一些空白，你可以根据自己的想法来填写积极事件或活动。这些不必是你现在正在做的事，也可以是你想象你可能会喜欢的事情。

正如你所见，这些活动中有很多都很简单，莱蒂西亚在创建自己的列表时添加了一些令人愉快的活动：

做手工（按数字涂色）
逛书店

在咖啡店里看报纸

听音乐

弹钢琴

做指甲

和老朋友打电话

愉快事件列表

1. 泡澡
2. 度假
3. 放松
4. 周末看一场电影
5. 开怀大笑
6. 躺在阳光下
7. 听音乐
8. 参加聚会
9. 插花
10. 读一本书或杂志
11. 园艺
12. 远足
13. 享受一杯茶
14. _____
15. _____
16. _____
17. _____
18. _____
19. _____
20. _____

在你的生活中增加积极活动的数量可能并不容易。我们必须承认，在这个时代，你的时间被各种需求所占据，匀出时间做积极事件需要有照顾自己的决心，这是停止暴食的一部分。然而，如果暴食是你为数不多的安慰之一，那么你就必须想出其他方法来善待自己。否则你就很容易被暴食所伤害。

当你"不得不"完成所谓的义务或事情时，先做令你愉快的事情是否会太自我放纵了？试想以下情况可能会对你有帮助：在坐飞行开始时会有一段安全通告，告诉你在试图帮助别人之前先戴上自己的氧气面罩。如果你因缺氧而昏倒，你将无法做任何事，更不用说帮助别人了。此外，记住，每天刷牙可以成为一种习惯，那么做愉快的事情也可以。虽然你不能每天都去度假，但你可以每天抽出时间做一些令你觉得愉快的事情——无论是给自己泡一杯香茶，还是给自己一点放松的时间。

做积极的事情并不能保证你会享受这些事，但肯定会增加享受发生的可能性。

积累长期积极情绪

除了在日常生活中纳入更多积极的活动之外，考虑为自己设定一些长期目标也是有价值的，这些目标将帮你获得更满足和充实的生活——一个符合你的价值观，比现在更让你快乐的生活。为了提醒自己这些价值观，你可以复习第 2 章中的练习 4（确定你的价值观）。

练习 1 ｜ 建立长期的积极目标

a. 根据你确定的价值观，**描述一个或多个长期目标**，这些目标将帮助你获得更高的生活满意度。例如，我们有患者建立并实现了自己表现艺术才能、探索新的职业、参加梦寐以求的音乐课程的目标。

　　　　　　　　　　　　　　　　　　　　　　　　　　　　　　　　

　　　　　　　　　　　　　　　　　　　　　　　　　　　　　　　　

　　　　　　　　　　　　　　　　　　　　　　　　　　　　　　　　

　　　　　　　　　　　　　　　　　　　　　　　　　　　　　　　　

　　　　　　　　　　　　　　　　　　　　　　　　　　　　　　　　

凯特写道：

　　我最大的价值观之一就是做一个真实的人。当我的朋友被诊断为痴呆后，我因为深深的失落感和感到命运对她和我的不公而回避见面，并感到难以感受友谊。能找到一种方式来陪在她身边，让她知道我多年来对她的爱以及她对我的重要性，会给我带来快乐。

b. 写下一些你需要采取的**小步骤**来开始达到这些目标。例如，如果你有兴趣开始上钢琴课，这件事你总是想做但从未抽出时间，你可以从一些小步骤开始进行，可能包括：① 让朋友和家人推荐老师；② 上网查询钢琴老师和钢琴课的信息；③ 列出可以电话联系的老师名单；④ 缩小名单，开始给他们打电话；⑤ 与老师安排试讲课；⑥ 如果对该老师满意，则停止搜索，如果不满意，则返回列表并继续给老师打电话。

凯特写道：

我可以采取的一些达成目标的小步骤：

1. 我计划至少每两周拜访一次我的朋友。
2. 不论她的精神状态如何，我都会为她唱歌。我想这会给她带来快乐，因为她一直喜欢音乐。
3. 我想找一些有创意的事情，帮助我活在当下，使我消耗可能会投入暴食的能量。这对我是一个非常重要的价值——能够体验命运所展示的一切，并带着创造力和赤诚之心面对它们。我不能完全确定我将采用什么样的形式。我想我也许会针对这段体验写一首歌。

处理你的人际关系

大多数人很重视能拥有良好的人际关系，认为这是有意义的生活的重要组成部分。我们的许多患者说，暴食影响了他们的能力，使他们难以处理当前关系，在对自己有害的关系中设定界限，和 / 或寻求新的关系。

例如：莱蒂西亚告诉我们，她非常清楚暴食对她的人际关系产生的负面影响，尤其是在她开始治疗之前。暴食让她回避和好朋友一起参加社交活动（例如在最后一分钟因暴食而取消约会），让她因为母亲期待她参加家庭聚会而感到愤怒，并在她认识新朋友的自信心方面有很大的影响。

谈到与朋友的关系，莱蒂西亚说，暴食常常让她感到羞耻，想要逃避。当她制定了约会计划后，如果她暴食了，她通常最终会取消约会，因为这让她觉得自己"很胖"，担心朋友会像她自己一样评判她。尽管她为自己的"不可靠"感到内疚，但她发现待在家里是更容易的事。

也许你想象不到，为数不多的她没有取消的几次约会是她母亲举办家庭聚餐（见第5章、第6章），尽管她很可能在这些聚会上暴食或过量饮食。她的母亲以自己的厨艺为荣，并希望全家人都能参加这些聚会。特别是在莱蒂西亚的父亲去世后，莱蒂西亚和她的兄弟姐妹们觉得有义务照顾他们的母亲。莱蒂西亚为自己因为被期待参加聚会感到怨恨而深感内疚，并为自己在晚餐上的挣扎感到羞愧，因此她从未向母亲提起过这些困扰。

在建立新关系方面，莱蒂西亚倾向于避开结识新朋友的机会，尤其是约会场合。暴食降低了她的自信，由于她害怕被评判以及在表达自己的感受方面有困难，她现有的关系也难以处理好。

练习 2 ｜ 暴食对人际关系的影响

a.   暴食是如何影响你目前的人际关系的？

....

....

....

....

凯特写道：

当我暴食时，我几乎总是陷入一种对我自己和我的外表感到很糟糕的状态。这让我担心我丈夫觉得我没有吸引力，这让我回避和他接触。当他触碰我时，我几乎能感觉到自己在往后缩，这可能会让他感到被拒绝而更不可能亲近我了。这会更加引发我的不安全感，使我更容易暴食，就这样反复循环。哎！

b.   暴食如何影响你处理有害关系的能力？

....

....

....

....

凯特写道：

我一直感到暴食是一个丑陋可耻的秘密。我的羞耻感和想要隐藏我行为的欲望，让我很难感到坦然和真诚。我找不到那个可以说出真相，表达自我需求的自己，这样的情况出现在和一个不止一次背叛我的信任的"朋友"之间。我告诉了她关于我和我家庭的事情，后来发现她告诉了别人。我不确定是什么让我不去面对她，也不去断绝和她的关系，但我认为这或多或少和我感觉自己活该如此有关。也许是因为我用自己的暴食行为背叛了自己那么久，被别人背叛几乎也感到是正常的了。

c.　暴食如何影响你建立新关系的能力？

凯特写道：

暴食消耗了我太多的精神能量，让我感觉我的精力不那么充沛。我所拥有的能量（那个有兴趣认识新朋友并向他们学习的自己）在挣扎着度过一天的过程中耗竭了。这是真正的损失。

　　莱蒂西亚处理她与朋友关系的计划包括接受邀请并参加活动和主动邀请他们参加社交活动。具体来说，在她和朋友见面之前（她经常在最后一刻取消约会）的这段时间，她的计划是会请教她的智慧心念。进入智慧心念使她能够提醒自己她内心深处所知道的都是真的——她的朋友们关心她，想要见到她，他们不会根据外表来评判她，而是在乎她这个人。当她准备离家时，如果无意瞥见镜中的自己，她就会练习辩证思维，接受自己和自己的行为（特别是如果她有了一次暴食）和改变的决心。她还计划练习对自己的外表采取不评判的立场，这有助于她保持冷静，并与她的智慧心念保持联系。

这一计划使莱蒂西亚与她的朋友们有了更多的积极的社交互动，不再对自己的不可靠感到羞耻——这提高了她的整体幸福感和自信心。这些积极情绪反过来降低了她对暴食的脆弱性。

莱蒂西亚计划处理好她和母亲的关系，首先她要从根本上接受她现在的情绪——愤怒和怨恨。这意味着在观察她的感受的同时，采取不评判的立场。认可她的感受有助于让她释放内疚感，帮助她进入智慧心念——智慧心念告诉她，向妈妈表达她的感受可能是一个有用的策略。

令莱蒂西亚意外的是，当她告诉母亲自己在聚会中难以控制饮食时，她母亲做出了很有帮助的回应。母亲倾听并分享了一些自己和进食相关的挣扎。她们一起想出了一个计划。莱蒂西亚的母亲决定给每个人分餐，而不是让食物摆在桌上让他们自助。这意味着莱蒂西亚不必再直接面对成排的美味菜肴。当莱蒂西亚把自己的感受告诉母亲后，她在家庭聚餐上的过度进食和暴食明显减少，她和母亲的关系也变得更加亲密了。

莱蒂西亚与朋友和母亲的积极体验帮助她减轻了对被评判的担忧，更有信心在新的关系中表达自己的感受。她决定尝试网上约会，这是件她以前不愿意做的事情。她的价值观之一就是在生活中拥有浪漫的爱情，并最终建立一个家庭，所以她必须要开始做些什么。她计划建立新的关系，包括选择一个在线约会网站，然后写一份个人简介放在网上。当她这样做的时候，她打算练习采取不评判的立场和效果优先，这样她就不会陷入消极的自我评价，也不会试图写出"完美"的个人简介。她的智慧心念会提醒她，只要她向前迈步，无论这步子多小，都是一个巨大的进步，她总是可以在以后修改她的个人资料。

建立新的关系这个简单的决定让莱蒂西亚感到更快乐、更有希望。她开始使用一个免费的百货商店服装咨询服务，她之前知道可以使用这个服务但从未尝试过。穿着让自己感觉更舒适、更有吸引力的衣服有助于帮她减轻来自社交着装的压力。

练习 3 │ 处理人际关系的计划

a. 在下方的横线上**描述你处理当前关系的计划**。

_____

_____

凯特写道：

　　我打算练习全然接受我关于自身吸引力的不安全感和焦虑——如果我对自己的饮食感到不满，这种感受自然会存在，而且无疑会更强烈。希望通过接受我的真实感受，我会更接近智慧心念，能够告诉丈夫我感觉不太好，让他花点时间陪我——尽管有时我内心很想回避他。问题在于，当我暴食时，我不觉得自己有吸引力。我不需要完全责怪他。这应该有助于打破一旦我暴食时他感到被拒绝的恶性循环。

b.　**在下方的横线上描述你处理有害关系的计划。**

凯特写道：

　　从开始这个课程起，我的暴食经历了全面的改善，它真的帮助我减少了羞耻感和自我厌恶感。我的智慧心念以及过一种更符合我真实价值观的生活的渴望，鼓励我让朋友知道她对我的信任的背叛让我多么受伤。我希望她能理解并改变，确保这样的事情不会再发生了。但如果她不能感同身受，或者她生气了并且自我辩解，那么我不得不怀疑这是不是我生活中想要的关系。

c.　**在下方的横线上描述你建立新关系的计划。**

> **凯特写道：**
>
> 当我写下这段文字的时候，我觉得同自己创造力以及自我成长的价值观有了更多的联系。不暴食让我的大脑专注于其他事情，给了我更多的能量和勇气去寻找一些事件和情境，去遇见和我一样喜欢唱歌和艺术的人。今年夏天我想参加一个为期一周的成人音乐夏令营，这应该会很有意思。

虽然这个课程并不主要针对改善人际关系，但我们发现停止暴食往往最终会带来人际关系的改善。

避免逃避

下一项技能还可以帮助你减少使用逃避作为应对方式，来改变积极和消极体验数量的平衡。许多暴食或有其他饮食紊乱行为的人会把食物作为避免处理问题或困难的一种方式。他们可能会说服自己，放弃和暴食"是有道理的"，因为无论如何，他们都无法有效地解决问题。避免处理问题类似于投降，或说服自己在特定情况下除了吃东西外别无选择。当你通过暴食来回避困难时，你不仅要面对问题本身，还要面对新的问题——暴食的负面后果，以及表现得好像你没有能力直接处理困难的负面后果。当逃避解决问题或逃避做必要的事情时，没有人会感到积极。感受更强烈的幸福需要你积极投入你的生活。逃避几乎总是会导致消极的感觉，而不是掌控感、自信和控制感。

避免逃避的技能包括积极地阻止回避，这样你就不会为了逃避生活中的问题而去暴食。例如：你很沮丧，但有一个你必须参加的社交活动。你倾向于退出或把自己孤立，不去参加并在家暴食。练习避免逃避意味着积极阻止这种想要不参加活动和暴食的冲动。相反，你会采取与这些冲动相反的行为，接近你想要避免的事情，并以一种让你感到有能力和自信的方式行事。许多患者会陷入这样一个陷阱，特别是在经历像抑郁这样的情绪时，该陷阱在于他们想在改变自己的行为之前感到更快乐，更有动力。他们对自己说："首先我想要感觉自己想要出去和朋友在一起，然后我才出去。"但事实是，治疗抑郁症最有效的方法恰恰与此相反——让患者在感兴趣**之前**，先参与活动。然后他们的抑郁就会改善。行为的改变导致情绪的改变，而不是相反。以与你的情绪相反的方式行事，会向你的大脑传达一种新的、不同的信息。尽管这些变化不会立即得到效果，但它们最终会使情绪发生变化。当你在抑郁时练习避免逃避和社交，积极的情绪改变最终会发生。

当你开始暴食时，你是否意识到你要回避的是什么？我们的一些患者有很强的意识，而另一些患者则习惯于逃避，以至于他们几乎自动地转向食物。因此，在头脑中保持避免逃避的想法很重要，尤其是当你第一次学习这个技能的时候。你应该留意那些你避免处理的看似无关紧要的小问题——无论是转向食物还是忽略问题（这可能会让你以后转向食物）。一开始就直面问题显然比回避问题更困难。然而，随着时间的推移，它总是能更有效地处理问题。

练习 4 | 避免逃避

a. 花点时间询问一下你的智慧心念，然后问：**"我在生活中会通过暴食或忽视的方式回避什么问题或困难？"** 在下面写下你的答案。

_____

_____

_____

_____

_____

_____

凯特写道：

我想我写过的所有例子（我的丈夫，我的"朋友"和不结交新朋友）都是回避的完美案例。我认为让丈夫花时间陪我（当我的冲动是回避他的时候）以及报名参加一个音乐夏令营（当我的冲动是回避结识新朋友时）是练习避免逃避的好方法。

就我那个"朋友"的情况而言，我认为我需要表现得比我现在更直接。最近，我的一个好朋友（她也认识那个"朋友"）告诉我，"朋友"曾经告诉她一些关于我和汤姆的关系，那是我之前告诉这个"朋友"的秘密，我还记得自己听说这件事时的感受。当我得知"朋友"再次背叛了我，我感到非常受伤、困惑和愤怒——我觉得无法面对她，无法忍受内心的失望，于是我进行了暴食。暴食之后，我觉得自己更不配在她面前为自己挺身而出了。

b. 在下方的横线上（如果需要可以额外附纸）**写下一个计划，或者一个小的行动步骤，练习避免逃避**，这样你就会开始采取与回避冲动相反的行为。

凯特写道：

　　我需要和"朋友"就她把我告诉她的秘密告诉了别人这件事进行一次坦诚的对话。一部分的我内心很害怕，想要像往常一样回避冲突，但我会采取与此相反的行动，与她交谈。最糟糕的情况是什么？如果我们的友谊结束了，我可以承受。保持坦诚让我感到害怕，但我可以使用腹式呼吸和智慧心念帮助我保持冷静和平衡。我可以提前写下我想说的主要内容，包括我想知道她为什么这样做，并希望能重新建立信任，及这样的事不再发生。我不必把每件事都说得很完美。重要的是，我不会再回避这个问题并且会保持真实。一旦我说出了自己的想法，就该轮到我去倾听了。要么她会坦诚相待，和我道歉，我们能够共渡难关，要么她会感到生气，自我辩驳，我们将止步于此。不管怎样，我都会没事的。

　　我将给她发一封邮件，请她下周去喝咖啡。

觉察积极情绪

　　暴食的人除了在积极事件上花的时间太少之外，他们也是以自我批评、愧疚感和担忧来分散和削弱积极情绪的"专家"。他们可能会发现，自己想知道什么时候积极体验会结束，或者他们是否值得拥有积极体验，或者他们可能会担心有了积极体验和关心，他们会被期望做得更多。这种担心会干扰你对积极体验的觉察和享受，无法停留在这些转瞬即逝的时刻。

　　觉察积极情绪有助于维持愉快的情绪，而不是让次要的反应（例如：担心、内疚）

"破坏你的乐趣"。

你是否经历过上述问题？也许你在享受某样东西时发现自己笑出了声，结果却被一种羞愧感打断了你的享受，心里想：我太吵了。或者也许你体验到积极情绪如自豪感和成就感，但由于心想"如果别人不高兴，我就不应该感到高兴"或"如果有人和我一样或比我更成功，我就不应该为自己的成就感到自豪"而产生了次级情绪，比如内疚，从而削弱了积极的感受。

练习 5 │ 内疚、担心和自我批评干扰了积极情绪

你是否为愉快事件腾出时间，但却倾向于用担心、内疚或自我批评来分散或干扰自己，从而削弱你从这些活动中获得的乐趣？在下方进行描述。

....

....

....

....

....

....

....

凯特写道：

我被邀请在朋友的婚礼上进行表演，这是一个很大的荣誉。这一天真是太美好了。朋友在乡村的一家旧旅店里结婚，旅店看上去就像图画书中描绘得那样。我唱得很好，看到她对我微笑，知道这对她意义重大，这让我感觉很好。至少在很短的一段时间里，我觉得自己完全沉浸在当下，但后来太多的人走到我面前赞美我的歌声，其中一个人问我要联系方式，希望我之后再表演。我突然被一种焦虑所压倒，我其实并没有那么好——只是美丽的环境让人们称赞我。我担心在其他的环境中我会原形毕露，让他们失望。因此我没有保持良好的感觉，而只是感到焦虑。

练习注意你的积极体验并充分关注它。或者当你注意到焦虑或其他次级情绪正在侵入你的大脑时，尽可能地将注意力从消极情绪转移到积极情绪上。这个技能并不是要你永远保持积极情绪。相反，其目标是在你有机会充分体验积极情绪之前，不要摧毁、打断或分散你的注意力。提醒自己所有的情绪都有起有落，无论是消极的还是积极的。

练习 6 │ 确定你想要增加的积极情绪

　　想想你想要体验更多的积极情绪，比如自豪、快乐和爱。试着找出那些可能会干扰你从中获得快乐的次级情绪反应。例如：当你在工作中完成一些事情时，你可能会为自己感到骄傲，但当你感到骄傲后不久，你就会因为没有做得更好而对自己做出负面的评价。

　　在下方写下你想要增加的积极情绪体验和可能会干扰你的次级情绪反应。

....

....

....

....

凯特写道：

　　当我唱得好时，我希望能够充分地享受这种感觉。我想要的是能够为自己感到骄傲，而不是因为怀疑和担心而让自己崩溃，这些是我的次级情绪反应。我想更充分地体验自豪感。

　　下面的练习将帮助你从你的积极体验中获得最大的收益。

练习 7 │ 从你的积极体验中获得最大的收益

　　首先，舒适地坐在椅子上，让它完全支撑住你。保持脊背挺直，抬起头，找一个能集中视线的地方。做几次深呼吸。想想你最近的一次积极体验。可以是大事也可以是小事。在观察愉快体验的同时，采取不评判的立场练习专注于当下的一件事，让自己完全沉浸在愉快体验中。如果你发现自己在担心或有其他负面反应，比如对这段体验持评判的态度，那就把你的注意力重新拉回积极的时刻，尽可能长时间地全身心投入其中。在下方的横线上写下你在这个练习中的体验。

凯特写道：

我用这个练习来思考我朋友的婚礼，当那位女士走近我，想要找我在另一个场合演出时。我练习观察焦虑是如何开始在我体内产生的，及"我其实唱得没有那么好，只是美丽的环境使大家产生了错觉"等等苛刻的想法。我没有对我的焦虑或评判性的想法做出反应，而是试图观察它们，并练习采取不评判的立场，不对这些想法或为我有这些想法而进行评判。我只是轻轻地将我的注意力拉回到我朋友的幸福和她对我的感激上，当她感谢我的时候，我知道她是真心的，我将注意力回到我在这美好的一天的愉悦心情以及我能参与其中的喜悦感之中。

以下是约翰的体验：

自从最近一次升职以来，约翰放弃了自己的业余爱好，也失去了一些友谊。部分原因是他总是在自我批判，觉得自己不配得到提升，所以要求自己做更多工作，这样他的老板就没有借口批评他了。他更加努力地工作。漫长的一天结束后，他会感到疲倦，只想"休息"一下。通常情况下，特别是在开始这个课程之前，这种"休息"包括暴食。

随着他的业余爱好和友谊渐渐淡去，约翰的暴食越来越多，他的情绪变得更糟。到了晚上和周末，他感觉更加疲惫。在某种程度上，他知道重新回到他以前的活动中去，比如和朋友聚在一起或者花时间画素描，对他很有帮助。但他一直在拖延。

约翰很赞同我们提出的关于平衡消极体验和积极体验的数量，以及在积极体验发生时更充分地享受它们的重要性的逻辑，把我们的建议看作是简单的常识。这使他更愿意去尝试，因为这些建议听起来不像自我放纵。

他开始计划每天的愉快事件，包括工作时在办公桌上画几分钟素描。他发现画素描不仅令他愉快，还给他带来一种掌控感。此外，他在晚上想要"放纵"的时候，练习了处理人际关系和避免逃避的组合。他没有转向暴食，也没有屈服于隔离自己的冲动，而是通过电话或视频的方式与朋友聊天。这些谈话虽然简短，却让他感觉自己和他人有更多的联系，同时也不影响他晚上有一个人放松的时间。随着时间的推移，采取小步骤增加每天的积极活动，处理人际关系以及避免逃避，帮助他体验到更多的积极情绪，这使他在工作日的晚上和周末有更多的精力（甚至参加周末艺术课），工作更有效率，暴食现象也显著减少了。

总结

这一章讨论了两种技能，你可以用来增加积极情绪的体验，降低暴食的风险，提高整体生活质量。"建立积极体验"的技能处理积极体验和消极体验之间的失衡，"觉察积极情绪"可以提高你对积极情绪的享受。

有四种方法可以帮助你建立积极体验。第一种是增加你每天做的愉快活动的数量，比如园艺或听音乐。第二种是基于你的价值观制定长期目标，让你的生活更满足。第三，处理人际关系，包括找到一些方法来加强你现有的人际关系，对有害的人际关系设定界限，建立新的人际关系。最后的方法是避免逃避，或者减少回避，它还特别强调避免使用暴食作为一种应对机制。

本章的第二部分讨论了觉察积极情绪的技能。有些人倾向于用担心、内疚或自我批评来打断他们的积极体验。通过停止这些次级情绪反应，你可以让自己从积极体验中获得更大的快乐。

这两种技能都能改善你的整体情绪，让你更容易进入你的智慧心念，降低暴食或其他问题行为的可能性。

家庭作业
记得在你完成每项布置的家庭作业后在方框中进行勾选。

家庭作业练习 11-A ｜ 为接下来的一周安排愉快活动

写下你想在接下来的一周里做的愉快活动。每天写下一个活动。几天中的活动可以是相同的。最重要的是你决定每天做一件愉快的活动。

周一：..

周二：..

周三：..

周四：..

周五：..

周六：..

周日：..

☐　我本周已经完成了这些愉快的活动。

家庭作业练习 11-B ｜ 增加积极事件的表格

使用第194页的"增加积极事件"表格，从不同的方面设定具体的目标，以增加积极情绪，例如通过处理关系，避免逃避，和建立掌控感（见第10章）。当你为自己创造一个积极的体验时，你也可以用这张表来追踪。写下一个小的具体的第1步，或者你可以在下周采取的步骤，来实现这些目标。

....

....

....

....

☐　本周我填写了增加积极事件表并完成了我写在上面的第1步。

☐　本周我每天都填写了日记卡。

☐　本周我至少完成了一份行为链分析表。

☐　我使用了我认为最有效的技能，以使用智慧心念，在暴食或在其他问题行为发生前阻止了它。

增加积极事件

增加日常愉快活动（圈）：周一　　周二　　周三　　周四　　周五　　周六　　周日

描述：_____

_____

_____

_____

正在建立的长期目标：

_____

_____

_____

处理关系（描述）：

_____

_____

_____

避免逃避（描述）：

_____

_____

_____

对积极体验的正念（勾选使用的条目）：

_____　集中（和重新集中）对积极体验的关注
_____　没有被对积极体验的担忧转移注意力

第12章

痛苦忍受

现在你已经学习了本课程前两个模块中的技能：正念和情绪调节。我们的很多患者说他们发现第三个模块中的"痛苦忍受"技能是最有用的。

痛苦忍受旨在帮助你应对在无法控制的情境中的痛苦、困难和困扰，或情感负荷超重以至于你所有的正念和情绪调节技能都"消失"的情境。当你的痛苦达到了极点，以至于根本没有能力或意愿去使用你的智慧心念来指导自己，运用辩证思维，全然接受，或这个课程中的其他技能时，可以使用痛苦忍受技能。这个技能可以帮助你忍受当下的情绪，不采取破坏性行为，比如暴食，而使得事情变得更糟。

痛苦忍受的技能分为两类：接受技能，包括帮助你放下对现实处境的挣扎（尽管这并不意味着你赞同这种状况）；危机生存技能，即紧急情况下的生存策略。关于如何定义"危机"，我们的定义不算数，你的才算。危机生存技能可以帮助你应对生活的巨大挑战或创伤性事件，如紧急事故、严重疾病、亲人的死亡、自然灾难，也可以帮你应对那些令人不悦的意外事件——那些对别人来说是"小事"，但对当时的你来说却是相当痛苦的事情，无论是航班延误或取消，钱包被偷，一张空头支票，轮胎漏气，还是剪了一个糟糕的发型。

接受生活本来的样子：全然接受和浅笑

痛苦和困扰是生活的一部分。有技能地生活需要接受痛苦和困扰不能被完全回避的事实。正如我们之前提到的，能够面对困难的现实可以使你免于因试图否认、回避或对抗情绪反应带来的额外痛苦。全然接受不是止痛药，它帮助你度过面对危机时的非常自然的反应（痛苦）和其他困扰，并且在你可能否认现实，分散自己的注意力或者做一些让事态恶化的事情时，比如暴食，通过让痛苦自然消退的方式来避免它的扩大和延续。

全然接受体现了 DBT 的精神，因为你保持对当下的觉察，并接受它，而不是评估和评判它。你知道这并不容易做到，但迄今为止，在这个课程中你已经获得了有价值的技能来替代本能冲动去评判、责备、抵抗、否认和转向暂时的、不令人满足的安抚方式，例如暴食。

你所学到的技能为你提供了应对情绪的新的选择。全然接受也是如此。当你从根本上接受你的处境、你自己和你的情绪时，能意识到这时你正在做出选择是很重要的。你在**选择**接受。有时困难的处境让我们感觉好像它们剥夺了我们的选择。但每一种情况我们都能做出一种选择——在接受、处理和克服这种情况，忽视或否认并徒劳地或破坏性地处理这种情况（例如暴食）之间做出选择。要选择全然接受，就要记住接受现实只是"**承认**"现实的本来面目，并不是"**赞同**"它。你既可以接受现实，同时也可以不认同它。这种辩证的方法可以帮助你做出具有挑战性的全然接受的选择。

一旦你选择接受现实，你就可以在这种情况下做必要的事情。下一个技能，浅笑，可以用来帮助你接受困难的处境。

浅笑

这个简单的技能很强大，很多患者也告诉我们这是他们最喜爱的技能之一。浅笑的目的是通过使用一个表达接受的面部表情——浅笑，来帮助你建立一个接受的内在态度。

当你的面部肌肉紧绷或下巴僵硬时，你会很难接受一些事情。外在的紧张与内在的接受态度是不相容的。面带微笑，脸部肌肉放松——当你浅笑（一种平静的、接受的微笑）的时候，你加强了体验内在接受的可能性。

有实验证据表明，面部表情与大脑之间存在连接和交流。你可能更习惯反过来看待两者的关系——你内心体验到悲伤或快乐的情绪，这种内心体验继而向你的面部发出皱眉或微笑的指令。然而，有证据表明，这种反馈也可以反向地起作用。例如，研究人员进行了一项研究，在这个实验中，研究人员要求参与者做出不同的面部姿态或表情。研究人员慢慢地给出调节面部肌肉的指令，没有明确的调节顺序，因此参与者不知道他们的面部最后会做出什么表情。有趣的是，研究人员发现最后做出愤怒表情的参与者更有可能体验到愤怒的感觉，而外部表情表达悲伤的参与者更有可能感到悲伤，等等。研究人员因此得出结论：参与者外部的面部表情触发了他们内心的情感体验——证明我们的身体与我们的大脑之间存在交流和反馈。

我们希望浅笑的练习能让你感受到这种面部反馈的力量。

练习 1 │ 练习浅笑

首先把你的面部摆成一个中性的表情。如果对你有帮助的话，你也可以闭眼，但并不一定要这么做。

从中性的表情，把你的面部肌肉摆成一个非常生气的表情，就像你真的非常生气的时候一样。把你的眉头肌肉挤在一起，眉心向下。扬起上唇，露出牙齿，张大鼻孔，凸出眼球，绷紧下巴，牙关紧闭，这是一个猛烈凶狠的表情。当你在做这个表情的时候，花一点时间来留意自己内心的感觉。

然后重新做回中性的表情，做几次深呼吸。

从中性的表情，再做出你非常害怕或极度焦虑时候的表情——那种恐惧的表情。睁大双眼，扬起眉毛，把它们挤在一起，向两边拉伸你的嘴唇，把下唇向下拉。当你在做这个表情的时候，花一点时间来留意自己内心的感觉。

然后重新做回中性的表情，做几次深呼吸。

接下来，把你的面部从中性的表情，做成悲伤的表情，它可能是一个悲痛欲绝或被彻底击败的表情。把你的脸拉下来，包括你的下嘴角，或许它们还在震颤或颤抖，皱起眉头，把前额的肌肉挤在一起。当你在做这个表情的时候，花一点时间来留意自己内心的感觉。

接下来，尝试浅笑。你要记住最重要的是，当你在浅笑时，你的面部是完全放松的。想象有一只凉凉的熨斗，或者一双按摩师冷静而熟练的手，抚平你面部和颈部的肌肉，这很有帮助。随着熨斗或按摩师温柔的手指抚过你的额头、双鬓、颧骨、下巴、脖子和肩膀，你的肌肉仅仅是'挂'在了脸上。

然后，轻轻地，把你的嘴角朝向耳朵拉动，只是嘴唇的轻微翘起，不是真正的微笑，但看得出这是不同于中性的表情。这种嘴唇向上的表情，并不是一个紧张的表情——不是露齿笑或假笑。或许想想蒙娜丽莎的微笑会有帮助。

允许你自己花一点时间，深深地吸气、呼气，使你在保持浅笑的同时，留意内心的感受。

当你做出不同面部表情，然后最后做出浅笑的时候，你注意到自己内心有什么感受？带着浅笑，你有没有注意到自己更加开放和包容了？在下面写下你的体验。

凯特写道：

我注意到当我把脸扭成愤怒、害怕或悲伤的表情时，我全身的肌肉都变得紧张。我感觉胃堵住了，心跳开始加快。当我嘴角向上，开始浅笑，我感觉更平静了。我突然感到一种情感，甚至可能是快乐，从我的内心涌出来。我可以看到内心更平静是怎样使我更加能够去接受。

练习浅笑并不是为了掩饰、否认或隐藏你的情绪。选择去浅笑需要承认你所面临的情况，然后通过改变你的面部表情来帮助你的内心接受这个现实。你正决定通过改变大脑从面部肌肉接收到的反馈来改变情绪状态。和我们教过的，包括改变你对自己经历的看法的其他技能相比，浅笑是一种身体行为，就像腹式呼吸，可以改变你的内心体验。

虽然浅笑是一项非常有用的技能，但当你无法或不愿接受你自己的处境时（当你找不到自己的智慧心念，或觉得自己不想听从它时），浅笑可能不会有什么帮助。这就是危机生存技能发挥作用的时候了。

危机生存技能

如上所述，危机生存技能是当你觉得自己的技能已经"消失"时，用来忍受痛苦事件和情绪的技能。这里的重点是要有效地度过危机或紧急情况时期，或者至少不要让事情变得更糟，因为你不能马上让事情变得更好。危机生存技能不是用来解决根本问题或改变现状的。但通过获得暂时的缓解，你可以给予自己支持，以便在有机会时能做出有效的反应。记住，当你练习一项危机生存技能的时候，同时也要运用专注于当下的一件事的技能。如果你在不断全神贯注于危机的同时使用这些技能，那么危机生存技能在给你暂时的缓解方面就不会那么有效了。

在危机中生存而不使事情变得更糟需要付出很大的努力，在刚开始的时候尤其如此。在过去，当你感觉自己的情绪超出极限时，暴食很可能是你"可靠的"或"必要的"行为。你可能很难相信其他任何东西能够"奏效"。在本章的后面，我们将讨论安吉拉是如何与这种想法做斗争的。虽然暴食暂时有效，或许是你过去处理失控情绪的最佳选择，在第 2 章你承诺停止暴食的原因是你承认你生活中的危机没有因此解决，却反而变得更糟。如果一定要认为暴食是"有效"的话，那就是它使你从危机中脱离，可能起到短暂的"疗效"。

危机生存技能为你提供了一个暂缓的机会，并帮助你产生新的观点，而不必为暴食带来的长期破坏性付出代价。

在开始学习这些技能之前，请记住，危机是主观的概念。一个人可能不会感到非常痛苦的事情，可能会让另一个人感到极度痛苦，甚至达到引发暴食的地步。我们建议你在日常的生活危机中使用危机生存技能，而不是只留到重大危机时使用。危机的一个定义可能是：让人感到束手无策和无助的处境。虽然有些人在这种情况下对食物完全失去了兴趣，但是暴食者经常发现自己更专注于食物，因为食物帮助他们麻痹、回避或逃避痛苦。危机生存技能为你提供了一个更有效的暂缓方式。稍后，当你感觉不那么不知所措时，你可以决定使用其他技能或采取其他行动（如果有的话）。

危机生存技能包括转移注意力技能、自我安抚技能以及痛苦忍受的利弊分析。包括这些不同的危机生存技能，是因为危机情况各不相同，需要使用不同的技能。在练习这些技能时保持开放的心态是很重要的。你可能要进行试验，才能找到在特定危机中最有效的技能。

练习 2 ｜ 你当前的危机

在下面的空白处，**写下你现在生活中需要"存活"下来的危机场景**——那些你至少现在不能使之变得更好的处境。

凯特写道：

　　我现在生活中真正的危机是我朋友被诊断患有痴呆。但不知为何，有些小事情也会让我感觉非常紧张。比如上周我尝试了一个新的发型师，她剪掉的头发长度比我要求的多了 3 英寸（译者注：大约 7.6 厘米），恰恰这个时候我即将要去参加一个大型歌唱演出。还有，就在我们需要向政府提出延长退税申请期的时候，我丈夫要去出差了，我感觉所有的事情都压在了我身上。这些事情让我感到难以承受，我有强烈的暴食欲望。

转移注意力技能

　　转移注意力技能的目的是暂时把你从情绪触发点或难以应对的情况下抽离出来。在这种情况下，你把注意力转移到自己和环境之外的事情，给自己一个必要的缓冲。转移注意力技能并不是用来避免或否认现实，假装没有危机发生。这样做的目的是利用分散注意力来中断危机，使你有足够长的时间减少紧张情绪，这样当你重新处理危机的时候，至少已有一点恢复，或者对事情有一点不同的看法。理想情况下，你可以运用正念或情绪调节技能来应对你所处的任何情况。然而，有时你需要缓冲一下才能做到。

　　练习转移注意力技能不同方法的例子在下面 201 页的方框中有所描述和总结。

活动

　　转移注意力的一种方法是活动。这些活动，尤其是当你用正念去做的时候，能够占据和转移你的注意力，从而减少你暴食或进行其他破坏性行为的冲动。这些活动包括锻炼、兴趣爱好、打扫、参加活动、打电话 / 发短信、拜访朋友、拼图。

危机生存：转移注意力技能

可以用来**转移注意力**的

活动，比如：

- 锻炼
- 兴趣爱好
- 打扫
- 参加活动
- 给一位朋友打电话 / 发短信，或去拜访他 / 她
- 拼图

付出，比如：

- 向某人打个招呼
- 帮邻居或朋友一个忙
- 为家人或朋友做一些友善的事
- 义务做一个项目
- 在线捐赠
- 主动联系一位年长的亲戚

对比，比如：

- 想想那些经历着更糟处境或不幸的人

相反情绪，比如：

- 看喜剧（电影或电视节目）
- 听音乐
- 读一本好笑的书

把烦恼推开，比如：

- 身体上把自己从这种情况中解脱出来（如去上厕所、散散步）
- 精神上的离开，如果你的身体无法离开，也许可以想象一下把难以应对的情况或感觉打包，然后把它们放在架子的高处

帮助你体验不同感受的**其他强烈感觉**，比如：

- 站在热水下淋浴
- 将脸浸入冰水中
- 捏冰块
- 听很大声的音乐

付出

另一种转移注意力的方法是付出。通过付出，你可以体验与当前危机不同的经历。我们的许多患者报告说这是非常有用的。付出不一定要很大——它可能只是向某人打招呼。其他付出的例子包括帮邻居一个忙，为家人或朋友做一些额外的或友善的事情，或者其他任何能让你对别人的生活做出积极贡献的事情。

对比

另一种转移注意力的方法是对比。想想其他人正遭受着更糟糕的情况，或者那些不那么幸运的人，是很有帮助的。这可能听起来很奇怪，甚至令人沮丧，但我们鼓励你尝试一下。

相反情绪

培养相反情绪是另一种转移注意力的方式。通过参与一些能够产生和在危机中体验到的沮丧情绪不同情绪的事情，你就是在用相反情绪来转移注意力。用积极的情绪转移注意力通常特别有用。我们提供一些建议，包括看喜剧（电影或电视节目）、听音乐、读一本好笑的书——任何能让你陷入不同情感体验的书。

把烦恼推开

你也可以通过推开烦恼来转移注意力。有时候，身体上的离开是很有帮助的。如果你不能从身体上离开，你可以从精神上离开——也许你可以想象把难以应对的情况或感觉打包，然后把它们送出去，或者把它们放在架子的高处。再次强调这个技能的目的是帮助你得到暂时的缓冲。

其他强烈的感觉

另一种转移注意力的方法是利用其他强烈的感觉。你可以站在热水下淋浴，把脸浸在冰水里（许多人发现这对于产生潜水反应特别有效），手握冰块，听非常大声的音乐等等。我们鼓励你去做可以将你的注意力从任何情绪诱发因素转移的事情，这样你就能体验到不同的感受。

练习 3 │ 使用转移注意力技能

到目前为止所提到的转移注意力的技能中，哪一种看上去**可能有帮助？** 在空白处描述。

....

....

....

凯特写道：

我因为丈夫将处理税收的事情扔给我而非常愤怒，当我不能再集中精力去做时，我将使用把烦恼推开的技能，出去散散步。也许我还会尝试其他强烈的感觉，比如洗个很热的热水澡。

自我安抚技能

在危机时刻，你是否有忽视身体感受的倾向？

　　　　有用　　　　　没有用

那些旨在帮助你对自己温柔的技能，在日常危机和特别困难的时刻是否有用？

　　　　有用　　　　　没有用

当你情绪失控的时候，找到安慰和鼓励自己的方法是非常有效的。虽然善待自己可能是你会对其他处在危机中的人所说的话，但我们常常会感到当自己处在危机中时，对自己友善的想法不会出现在脑海中。你可能会评判自己正在经历危机，却无法解决危机。然而在此时，照顾自己是更好的方法。

在食物中寻求安慰（或转移注意力、麻痹、逃避）可能会让你在那一刻感到宽慰。然而，你的智慧心念和你的经验都告诉你，这种行为最终是一种极其有害的应对方式——对你的自尊、你的身体、你与他人的关系以及你与自己的关系都是有害的。这就是为什么你需要使用这个课程并扩大你的有效应对策略清单，例如，自我安抚技能。

自我安抚的技能可以通过五种感官来进行。具体来说，自我安抚包括用愉快的体验来填满你的一个或所有感官。下面将介绍这些技能，并将其总结在第 204 页的方框中。

利用**视觉**练习自我安抚，你可以买一朵美丽的花，点亮一支蜡烛，参观一个列满美丽艺术品的博物馆，让自己沉浸在自然中，或者在半夜出去看星星。在练习这个技能的时候，你应该注意每一个经过你面前的景象。你可以使用一些你已经学过的正念技能——比如观察，专注于当下的一件事，和采取不评判的立场。通过在这一刻让自己处于一种接受的心态，你会发现可以更容易地度过危机，而不使其变得更糟。

当你练习用**听觉**来自我安抚的时候，你可以试着听一些优美平和的音乐。或者练习关注你周围自然的声音，比如鸟儿的鸣叫或其他野生动物的声音。另一个办法是给自己哼首舒缓的歌曲。

自我安抚也包括**嗅觉**。你可以使用你最喜欢的香水或乳液，点一支有香味的蜡烛，煮肉桂茶（译者注：一种香料茶），或者用心呼吸大自然的清新气息。

用**味觉**进行自我安抚可能对你有用，也可能没有什么好处。如果你决定练习，你需

使用五种感官来自我安慰

视觉
- 买一朵美丽的花
- 点亮一支蜡烛
- 参观一个列满美丽艺术品的博物馆
- 到大自然中去
- 看星星

听觉
- 听优美平和的音乐
- 聆听你周围的自然声音，例如鸟儿的鸣叫或其他野生动物的声音
- 给自己哼一首舒缓的歌曲

嗅觉
- 使用你最喜欢的香水或乳液
- 点一支有香味的蜡烛
- 煮肉桂茶
- 用心呼吸大自然的清新气息

味觉（记得先咨询你的智慧心念）
- 喝一些舒缓身心的饮料，比如热茶或不含咖啡因的咖啡
- 正念地品尝一块不含糖的糖果

触觉
- 洗泡泡浴
- 做个按摩
- 做美甲或修脚
- 抚摸你的狗或猫
- 泡脚
- 在额头上做冷敷
- 抱毛绒玩具或盖上柔软或电热的毯子

要运用你的智慧心念。一个可能的建议是喝一杯舒缓身心的饮料——比如一杯热茶或不含咖啡因的咖啡，或者用心地品尝一块无糖的糖果。如果你正情感脆弱，那么只吃那些不会让你暴食的食物是非常重要的。许多人能够以无害的方式利用食物自我安抚。关键是要有意识地正念进食。

当你想用**触觉**自我安抚时，你可以洗个泡泡浴，做个按摩，给自己做个美甲或修脚，抚摸你的狗或猫，泡脚，在额头上冷敷，或者抱抱毛绒玩具，或抱着柔软的或电热毯。

你可能想知道，怎样能确保当你需要危机生存技能的时候，能够使用它们。以下的体验练习将帮助你，使你在危机中更有可能使用危机生存技能。

练习 4　｜　使用自我安抚技能

以上提到的自我安抚技能中，哪一项看上去会对你有帮助？写在下面的空白处。

....

....

....

....

凯特写道：

我喜欢所有的技能。我已经使用了其中的很多技能了——我把我的宠物放到我的膝盖上，而且我喜欢听音乐，这是我自我安抚的方法。我觉得我可能会去买本地一个旧货商店里的一套漂亮茶具来犒劳自己。这套茶具不太贵，但非常好看，并且能让品茶的体验更加特别。我打算下载一些自然的雨声，因为我发现这些声音非常能抚慰我，我想要在下次堵车的时候来听一下。

最后一个要讨论的危机生存技能叫做思考利弊。

思考利弊

思考利弊技能让你能够以一种深思熟虑的方式来分析采用有效的、非破坏性的方式忍受你当前的痛苦的好处和弊端。当你在危机中感到情绪失控时，对事实的直接观察可以帮助你做出切实可行的决定。

学习这项技能的最好方法就是练习。在以下的体验练习中，我们会要求你考虑各种选择的利弊，以忍受危机中的痛苦。在你做了练习之后，我们认为你会更好地理解它的用处。

练习 5 │ 练习思考利弊

花点时间来想想是什么构成了你的危机，那种会使你，至少在过去，转向暴食的危机。要记住，危机的定义是非常个人化的。也许危机是要面对你可能无法在截止日期前完成工作或学业任务的压力；或者是和一位朋友或所爱之人的争吵，那种争吵使你感觉你已将关系破坏到无法修复的程度；或许危机是你发现了一张你忘记支付的违规停车罚单，而你现在需要多付一大笔罚款。在这个练习中，你需要描述一个会令你感到有强烈暴食欲望的危机。它可以是在过去的，或你正在面对的，或者是你担心在未来可能会导致暴食的危机。

想象你正处在这场危机之中，在下面的空白处简要描述一下这种场景。

_____

_____

_____

_____

凯特写道：

导致我想去暴食的危机是在演出前剪了个糟糕的发型。我对自己的形象感到非常尴尬，也对自己选择尝试新设计师感到愤怒。我对自己既然知道了这件事没什么大不了却依然很在意而感到羞愧——这也让我非常想暴食。我对自己想要取消演出，不愿露面感到羞耻。

a. **运用有效的应对技能来忍受痛苦：好处** 第一步是去想想用有效、健康的应对技能来**忍受痛苦**的好处或积极后果。这些好处可能是如果你在此刻没有冲动行动，你会体验到的好感觉，或者因为你正在朝着你的长期目标进步而不是重复旧模式，感到倒退——这会带来羞耻感并让你付出高昂的代价。

在下面的空白处，写下有效地**忍受痛苦的好处**。

1. ....
....

2. ....
....

3. ....
....

4. ....
....

凯特写道：

1. 通过忍受我对发型的尴尬和愤怒而不是去暴食，我感到更强的自我尊重。遵循我追崇的自我接受的价值观来生活，能让我感到充满激情，有尊严，并且有一种优雅的感觉。

2. 我不会再体验暴食后的负罪感和羞耻感——这帮助我接受自己的外表，而不是使感觉更糟。

3. 暴食会使我更容易去逃避那场演出（我在一个合唱小组，虽然不是独唱，但需要到场）。通过遵循职业操守和做出与逃避冲动相反的行为，我为自己打破了想要逃避那些让我焦虑的事情的坏习惯而感到高兴。

4. 我重视成长。不再暴食，我可以有坚定的信心告诉自己，我正在朝着做最真实的自己越走越近。

b. **运用有效的应对技能忍受痛苦：弊端**　　现在想想用有效的方式来忍受痛苦的弊端或负面结果。也就是说，使用有效应对技能忍受痛苦的负面结果是什么？

在下面的空白处讨论如果**不转向破坏性行为，比如暴食的弊端或坏处**。如果你发现要想出很多弊端很难，没有关系！

1. ....
....

2. ....
....

3. _____
_____

4. _____
_____

凯特写道：

1. 当我知道或至少认为我的头发看起来可笑时，我将不得不承受演出时的焦虑。
2. 我不会得到取消演出带给我的瞬间解脱。
3. 我不会得到沉溺于任何我想吃的东西时产生的暂时的控制和逃避的感觉。

c. **选择用无效的、不健康的应对技能而不忍受痛苦：好处**　现在想想**不去**忍受痛苦，而用一种最终无效的应对方式，比如暴食的好处。你要问自己的问题是"允许自己冲动行事和暴食的好处是什么？"我们不怀疑你就像我们的很多患者一样，在过去体验到过使用食物来逃避当下痛苦带来的虽然短暂却非常真实的好处。暴食可以短暂地控制痛苦的感觉，让你麻痹或回避它们。在下面的空白处讨论**转向暴食而不忍受痛苦的好处**。

1. _____
_____

2. _____
_____

3. _____
_____

4. _____
_____

凯特写道：

1. 我可以逃避对自己外表的焦虑和不安。
2. 把注意力转移到食物上，可以缓解我对大型演出之前尝试新造型师这件事的愤怒。
3. 当事情不在我的控制范围之内时，我可以通过做任何我想做的事，重新获得掌控感。

d. **使用无效的应对技能而不忍受痛苦：弊端** 最后，想想不去忍受痛苦而用一种无效的应对方式（比如暴食）的弊端或缺点。过去的冲动行为和暴食让你付出过什么代价？这些行为在现在——或不久的将来——对你的自尊、心情、人际关系、身体健康和总体生活质量会造成什么影响？比如，暴食会带来后悔、严重的自责、无望感、消沉、抑郁，或身体不适？

在下方的空白处，真实地讨论**选择暴食而不忍受痛苦的弊端**。

1. _____

   _____

2. _____

   _____

3. _____

   _____

4. _____

   _____

凯特写道：

1. 我会感到巨大的悔恨感、负罪感和羞耻感。
2. 我会毫无疑问地因为自己破坏了目前取得的进步而评判自己。
3. 我会感到自己无能，而且没有能力来应对日常生活的挑战。
4. 我的悔恨感、负罪感和羞耻感可能会再次诱发我的暴食冲动。我总是告诉我自己，这是"最后一次"了，但事实上每次暴食都让我更加容易再次暴食。

e. **比较好处和弊端** 最后一步是比较你对好处和弊端的回答。请在下面的空白处完成。

_____

_____

_____

_____

凯特写道：

   我觉得这很有用。我发现使用有效应对的好处都是长期性的，而不仅仅只解决当下的痛苦。我更容易想到屈服于我的痛苦的坏处，而不是屈服于我的痛苦的好处。

我们的患者通常会发现他们写下的无效（c：暴食）和有效（a：不暴食）应对技能的好处数量相似，但是使用不健康的应对技能（d）的弊端却通常比使用健康应对技能（b）的弊端更多。

我们希望这个练习使你看到这个技能在危机中对你非常有用。其有效的一个重要原因是，它通过驱使你思考你的行为的利弊，暂时将你从危机中抽离出来。此外，它给你机会去做出一个真正明智的选择：是选择使用一种有效的、健康的应对技能，还是一种无效的、不健康的应对方式。正如我们之前所说，防止暴食的一个重要方法是改变你对暴食的看法——从自动化反应到自己的**选择**。这个练习可以让你做到。

当你在这一章中尝试和使用不同的应对技能时，留意哪些技能最适合你会很有帮助。你可以把这些技能写在卡片上随身携带——正如我们在本章作业中建议的那样。这样，当你感到情绪很强烈的时候，你只需要看看卡片来记起你可以使用的技能。

当你在学习危机生存技能时，要记住，你需要通过时间和练习才能发现这些技能和过去你感到束手无策时去暴食一样"有用"。不要忘记，你已经"练习"把暴食作为一种应对工具很多年了，那么，你也需要练习来最大限度地利用正在学习的这些新的应对技能。我们看到，当我们的患者习惯于使用这些技能而不是暴食时，这些策略是多么有效。这是安吉拉在痛苦忍受技能方面的经验。

安吉拉不确定这种痛苦忍受技能到底有多有用。她告诉我们，尤其是那些自我安抚技能，听起来有点不切实际和故弄玄虚。

"它们让我想起了我经常听到的建议，比如在压力大的时候点些蜡烛洗个泡泡浴。但我真的会去点蜡烛洗泡泡浴而不是暴食吗？可悲的是，当我觉得束手无策，在那种糟糕的感觉中，比如有时在工作时或者在家和我丈夫生气而且完全无法和解时，我无法想象自己会使用这些技能。我觉得我需要也应该吃饼干，因为我居然还在继续忍受如此艰辛的生活。尽管我总是在暴食后非常后悔，它们似乎帮助我度过了那些艰难的日子。我无法想象在真正的危机中还有什么别的能起作用。"虽然她已经有相当长一段时间没暴食了，而且觉得有必要戒掉暴食，她承认在某种程度上，她一直把暴食放在她的"备用口袋"里以备不时之需。她担心，当生活的痛苦难以承受的时候，没有什么比食物更强大的能让她平静下来的东西了。

我们让安吉拉练习使用痛苦忍受技能来帮助她处理生活中的小危机，暂时不要担心大的危机。她认为暴食给她带来的最多的似乎是暂时的安慰和逃避，所以她开始随身带着薰衣草味的护手液，并在家里的不同地方和工作的桌子上都放着其他有香味的乳液（如：柠檬、柚子）。她用这些方法来应对困难时期，比如在早晨，她的孩子们不愿按时起床上学时，在开会前后（尤其是与老板相关的），等等。

安吉拉很高兴地看到，在使用了乳液后，她的痛苦水平确实下降了。她开始扩展并使用其他类型的自我安抚，包括给自己买一个非常柔软的可以抱的长毛绒动物和一本成人涂色书。她也开始使用浅笑，特别是当她不得不在杂货店或百货公司排长队时。

然而，她不好意思地向我们承认，她仍然认为暴食是她真正的备用策略。至少等到有一天，所有的压力累积起来到了她可能无法应付的程度。

　　那天，安吉拉起床后感觉很不舒服，因为她和女儿一起熬夜帮她完成了学校的一个作业。之后在工作中，她的一份报告遭到了老板的严厉批评，这让她灰心丧气。那天晚些时候，安吉拉从一个朋友那里听说，她一直嫉妒的一个熟人晋升了。等到一天结束时，安吉拉迫不及待地想离开办公室，希望这天快点过去。然而，她的车发动不起来了。她回到书桌旁，呼叫了紧急路边援助，结果发现，由于需求量大，她要等 1.5 ～ 2 小时才能获得帮助。她给丈夫发短信告诉他。他回了电话，用恼怒的声音问她是否记得那天晚上他有个工作活动，和有没有把他们的车送去定期保养。在她承认自己修车晚了之后，他生气地说他会取消活动，回家照顾孩子，但请她以后能不能更经常地保养车子？安吉拉也很生气，对她丈夫和自己都很生气。挂断电话后，她感到被击垮了，也无所适从。安吉拉突然想起同事总是放在桌子上的一大玻璃碗的巧克力。安吉拉已经很久很久没有吃它们了。她有权利吃它们，这一切实在是太过分了。

　　安吉拉记不清是怎么回事了，但不知怎的，她的眼睛碰巧落在了桌上的大瓶金银花护手霜上。她没有多想，就想涂上一些。她认为这并不能阻止她狂吃巧克力，但当她在涂抹乳液的时候，她发现她感觉稍微平静了一些。当她专注于乳液的气味和乳液在她的手和手臂上的感觉时，她开始想也许事情并没有那么糟糕，自己也不像感觉的那么糟糕。她开始感觉到她智慧心念的存在，并且认为即使在这种情况下自己也可以不暴食——这种情况在过去肯定会导致暴食。她想象着如果她没有因为暴食而"宿醉"的话，第二天的感觉会有多好。她知道，如果她真的开始暴食，她回到家后还会继续暴食，这可能会拉远自己和丈夫孩子的距离。

她不停地用手揉搓乳液，想着接下来的两个小时用什么方式度过，而不是用暴食带来暂时舒适。这将是一种安抚，而不是破坏性的——比如一边在 Kindle（译者注：美国在线阅读软件）上看书一边听音乐。她在办公室里吃了一些健康的零食，这些零食可以帮她渡过难关，在吃的时候，她能够练习正念进食。她决定先给丈夫打个电话，说她想让他帮忙找到一个合适的给车子做保养的时间。他为自己的愤怒道歉，说他只是觉得在最后一刻取消活动很不好。她觉得自己和丈夫更亲近了，告诉了他她这一天中遇到的困难，并感谢他的理解。这两个小时过得很快，没有发生暴食。那天晚上，她也没有暴食，她熬过了难关，而且早早地就睡着了。

总结

这一章讨论了几种你可以用来度过危机的不同的技能。危机可大可小，但有时你的情绪可能过于强烈，以至于你无法使用我们在前几章中讨论过的其他技能。全然接受是本章讨论的第一项技能。全然接受包括接受你的现状，决定改变你能改变的，决定接受你不能改变的。接受你目前的处境会给你带来足够的平静，让你能够使用一些其他的技能，比如对你当前情绪的正念。可以帮助你全然接受的技能有：浅笑。浅笑可以用来改变你的外在表情，以此影响你的内在接受程度。

除了全然接受，我们还讨论了三种特定的危机生存技能。每一个都是为帮助你渡过危机而设计的，这样你就可以为你的整体幸福做出最好的决定。

我们讨论的第一个危机生存技能是转移注意力。转移注意力是为了给你提供暂时的放松，这样你可以得到一个短暂的缓冲，帮你补充能量，最终有效地应对危机情况。我们讨论的一个例子是使用与当前情绪相反的情绪。

我们讨论的第二个危机生存技能是自我安抚。自我安抚是在危机中对自己温柔和富有同情心。自我安抚包括为你的五种感官之一或全部提供愉快的体验。比如通过嗅觉闻你最喜欢的香水或乳液。

最后一个讨论的技能是思考利弊，包括考虑使用健康的应对技能的利弊，比如这个课程中的那些技能，和不健康的、无效的应对技能的利弊，比如暴食。

通过定期使用这个课程中的所有技能，以及在危机期间使用痛苦忍受技能，你可能会发现你现在已经具备了克服暴食的所有必需技能。

家庭作业

记得在你完成每一个家庭作业后，在前面的方框勾选。

家庭作业练习 12-A ｜ 练习浅笑

在本周的每天练习浅笑。在下面写下你的感受。

- ☐ 我本周每天都练习了浅笑。
- ☐ 我已经在上面写下了我的感受。

家庭作业练习 12-B ｜ 练习思考利弊

在这周至少一天里，练习思考利弊。如果目前没有进行思考利弊的合适情况，你可以用以前的经历代替。

- ☐ 我这周练习了思考利弊。

家庭作业练习 12-C ｜ 练习危机生存技能

在接下来的一周，每天练习最少三种不同的危机生存技能来熟悉所有的技能。这有助于追踪不同的危机生存技能效果如何，所以你会对哪些技能对你最有帮助有所了解。练习包括记录自己使用了哪个类别的技能（比如转移注意力、自我安抚、思考利弊），尝试了哪个特定技能（比如洗泡泡浴，用触觉来自我安抚），以及使用技能前后的痛苦程度（0～100）。你可以使用下面的

格式：

星期/日期	尝试的危机生存技能	使用前痛苦程度 （0～100）	使用后痛苦程度 （0～100）
⋯⋯⋯⋯⋯	⋯⋯⋯⋯⋯⋯⋯⋯⋯	⋯⋯⋯⋯⋯⋯	⋯⋯⋯⋯⋯⋯
⋯⋯⋯⋯⋯	⋯⋯⋯⋯⋯⋯⋯⋯⋯	⋯⋯⋯⋯⋯⋯	⋯⋯⋯⋯⋯⋯
⋯⋯⋯⋯⋯	⋯⋯⋯⋯⋯⋯⋯⋯⋯	⋯⋯⋯⋯⋯⋯	⋯⋯⋯⋯⋯⋯
⋯⋯⋯⋯⋯	⋯⋯⋯⋯⋯⋯⋯⋯⋯	⋯⋯⋯⋯⋯⋯	⋯⋯⋯⋯⋯⋯
⋯⋯⋯⋯⋯	⋯⋯⋯⋯⋯⋯⋯⋯⋯	⋯⋯⋯⋯⋯⋯	⋯⋯⋯⋯⋯⋯
⋯⋯⋯⋯⋯	⋯⋯⋯⋯⋯⋯⋯⋯⋯	⋯⋯⋯⋯⋯⋯	⋯⋯⋯⋯⋯⋯
⋯⋯⋯⋯⋯	⋯⋯⋯⋯⋯⋯⋯⋯⋯	⋯⋯⋯⋯⋯⋯	⋯⋯⋯⋯⋯⋯

☐ 我这周每天都尝试了至少三种不同的危机生存技能。

家庭作业练习 12-D ｜ 用卡片列出最有效的危机生存技能清单

在一张 8 厘米 × 13 厘米的卡片或可以折叠保存在身边的纸上，写下哪个特定危机生存技能是最有效的。用这种方式，你就可以在体验到强烈情绪的时候，拿出这张卡片来提醒你可以使用什么技能。你可能还想在你的手机里也保存一份清单。

☐ 我已经在一张卡片上写下了最有效的危机生存技能。

家庭作业练习 12-E ｜ 继续降低情绪心念的脆弱性

回顾第 10 章的内容，我们希望你记录自己在过去的几周做了什么特别的转变，来继续降低情绪心念与暴食的脆弱性。

□　我已经记录下自己为继续降低情绪心念和暴食的脆弱性所作的改变。

□　我每天都填写了日记卡。

□　本周我至少完成了一份行为链分析表。

□　我使用了我认为最有效的技能,以使用我的智慧心念,在暴食或其他问题行为发生之前阻止它。

第 13 章

回顾，规划未来，防止复发

你应该已经意识到，这本书只有这么多页，你很快就要读完了。然而，不同于传统的治疗师主导的治疗，这并不意味着你的"治疗"结束了！这个 DBT 自助课程，包括它教会你的停止暴食的所有技能，将永远为你而存在。这是你的课程。我们希望你能继续查阅它。

控制暴食的关键是要持续不断地练习这些技能，就像你曾经自动地转向食物一样。和任何一门技能，比如打网球或弹钢琴一样，持续练习以保持你的能力是很关键的。不要把这个课程当成一本你一旦读完就把它放到书架上的书，而是把它作为当你需要"调整"技能时，你会重新学习的进修课程。

为了让你能充分利用所学到的，并继续使用它以得到最大收益，本章内容将提供：

1. 关于课程原则和所教授的技能的简要回顾（集中于那些你认为最有效的技能）。
2. 关于你到目前为止的进展和任何残留的暴食行为的回顾。
3. 关于未来规划的建议，包括提前应对，这是最后一项技能，可以帮助你在发现自己倒退了或体验到想要倒退的冲动时防止复发。
4. 关于找到干扰你继续建立一个满足的、有收获的生活的障碍的指导。

课程简要回顾

- 我们在课程开始时讲解了暴食的原因，及为什么尽管暴食给你带来了痛苦，你还是难以停止。

- 理解这些原因是避免陷入无用的自我评判的关键。因此，请确保对这个简短回顾中的内容的理解。

- 如第 1 章所述，当情绪过于强烈而无法忍受时，暴食通过让你暂时地回避、麻痹、逃避、转移注意力和 / 或自我安抚来"起作用"。

- 与非暴食者相比，暴食者觉得强烈的情绪难以忍受的原因同时包括生物和环境 / 社会因素。

- 从生物学角度讲，你可能情绪敏感，或者"脸皮薄"。激发你的情绪反应所需的刺激比别人所需的强度低，你的情绪反应可能更强烈，在情绪反应之后你的恢复时间更长。

- 与他人相比，即使你身体不饿，食物也对你更有吸引力——尤其当你情绪痛苦的时候。

- 从环境 / 社会的角度来讲，在你成长的过程中和 / 或作为成人时，你可能被（直接或间接地）告知你的感觉或反应是"错误的"或不合理的。缺乏情感调适，你学会了否定自己的情绪反应，以至于你经常忽略、压抑，甚至不再意识到自己的情绪反应。

- 随着时间的推移，生理脆弱性和否定的环境之间的不匹配导致你越来越难以忍受强烈的情绪，增加了你用暴食逃避问题、麻痹自己或避免情绪痛苦的可能性，至少是暂时的。

- 本课程通过教你应对情绪痛苦的技能和策略，为你提供了一种替代暴食的方法。这些技能教会你如何应对强烈的情绪，这样你就不会那么迫切地，在当时，转向食物。

- 暴食是你已经学会的一种行为，好消息是你可以"卸载"它。

技能回顾

　　课程至今，我们知道你可能已有你最喜欢的技能。我们想借此机会提醒你，在生活、人际关系、工作、住房状况等发生变化的时候，可能需要你使用那些在我们现在介绍时对你来讲不那么有吸引力的技能。所以我们建议你花时间来复习提供的所有技能。从第 218 页开始，你会发现这个课程所教的所有技能的清单。在做练习 1 和练习 2 之前，你可以复习一下，看看你是否在使用这些技能。

练习 1 | 你目前觉得非常有效的技能

在下面列出 5 ～ 10 个你觉得非常有效的技能。你可以用额外的纸张写下更多的技能。如果你想要先复习一下，可以参照第 218 ～ 221 页上的技能清单。

1. ....

2. ....

3. ....

4. ....

5. ....

6. ....

7. ....

8. ....

9. ....

10. ....

凯特写道：

1. 采取不评判的立场
2. 智慧心念
3. 腹式呼吸
4. 危机生存技能——自我安抚
5. 正念进食

本课程教授的技能

重申你的承诺（第 2 章）： 这个技能是指尽可能频繁地重申你在第 2 章中做出的停止暴食的正式承诺。

☐ 你的一天是否以重读自制卡片上停止暴食的好处和继续暴食的弊端开始？

智慧心念（第 3 章）： 这个技能涉及与你内心深处和核心的部分接触，那里你的情感和你的理性反应是整合的。在智慧心念中，你呈现最好的自己，你的决定和行动符合你的价值观。

☐　你尽可能经常练习使用你的智慧心念来打破可能导致暴食的链接吗？

腹式呼吸（第3章）： 腹式呼吸的技能包括练习深呼吸和专注于你的呼吸。这种呼吸方式可以减轻压力，促进正念及你对"此时此地"的当下的觉察。

☐　你体验到暴食冲动，只想着食物，情感不适和/或身体紧张的时候，是否练习了腹式呼吸？

辩证思维（第5章）： 辩证思维的技能在于能够灵活地思考，而不是陷入情绪心念和它僵化、完美主义、"非黑即白"的思维模式。

☐　你是否练习了用辩证思维和奥林匹克运动员的比喻，不放弃停止暴食的重要目标，即使并非总是能达成该目标？

☐　你是否辩证地思考以帮助你接受关于放弃暴食的矛盾情感，完全接纳现在的自己**并且**承诺改变？

观察（第5章）： 这项技能使你能够体验身体的感觉和强烈的情绪，而不会陷入其中，评判或对它们做反应。

☐　你是否练习观察帮助自己从情绪心念中解脱出来，从而更容易进入智慧心念？

采取不评判的立场（第6章）： 这项技能包含不从道德角度来评判你自己、你的情绪或行为，比如好或坏、对或错、有价值或无价值。你练习了对自己采取不评判的立场吗？

☐　例如，比起做出"我是个失败者"或"我不应该有这种感觉——我是个糟糕的人"这样的自我评判，你有练习只观察事实，并且记住你可以接受自己的感受，而不必赞同或付诸行动吗？

☐　你是否采取了不评判的立场来帮助你从情绪心念变为智慧心念以避免暴食？

专注当下的一件事（第6章）： 这项技能所教授的是一心多用的相反状态，即将你的全部注意力集中在一件事上，一次只关注一件事。

☐　你是否经常练习专注当下的一件事情来帮助你集中注意力，而不让你的思绪游离到其他事情上？

☐　你是否已经从这个技能中获得了最大的收益，通过抓住机会让自己休息一下或者慢下来，这样你就可以找到你的智慧心念来帮助你处理暴食的冲动？

效果优先（第6章）： 这个技能意味着放弃正确、恰当或完美，和/或认为事情必须完全像你希望的那样的想法。相反，效果优先意味着做你需要做的事情来达到你的目标。在某些情况下，你**可能**是对的，你的方式**可能**是公平的，但要想有效，就必须接受你在那一刻所处的现实。

☐　你在练习如何有效地停止暴食以从这个课程中得到最大的收获吗？

正念进食（第8章）： 这项技能包括观察、采取不评判的立场、专注于当下进食这一件事情。这意味着放慢速度，全神贯注于每一口食物、每一种味道、每一次咀嚼。这和暴食是相反的，当你正念进食的时候，你的做法与你的价值观保持一致，并且致力于你的长远利益。

☐　你是否利用了正念进食的技能来帮助你阻止暴食的发展或停止了暴食？

冲动冲浪（第8章）： 这个技能使用心理意象来使你的暴食冲动可视化，就好像它是大海上的波浪一样。你运用正念中的观察，专注于当下的一件事，及采取不评判的立场的技能在浪头上"冲浪"，或"冲浪"你的冲动体验以与它和平共处，而不是屈服于这种冲动或让冲动加剧（通过评判冲动或自己）。

☐　你是否练习了冲动冲浪来把自己和你的冲动分离，这样你的大脑知道了你是有可能体验到冲动但不付诸行动的？

觉察当下的情绪（第9章）： 这项技能包括充分察觉当下并对当下采取开放的态度，接受你所有的情绪体验，不拒绝任何情绪体验。使用正念的观察、专注于当下的一件事、采取不评判的立场的技能，你可以外化你的情绪并与它分离，同时仍然保持对它的察觉。

☐　你是否练习察觉你当下的情绪来作为应对强烈情绪的一种方法？这包括不试图压抑、阻隔或推开情绪，也不试图激化它。

全然接受当下的情绪（第9章）： 这个技能帮助你忍受你觉得难以忍受的情绪，从而提供你除了暴食之外的其他选择。**全然**这个词在拉丁语中是"根"的意思，而全然接受情绪意味着用一种深刻和根本的方式从根源和核心处接受你的情绪。通过接受情绪而不是与之抗争，你可以把注意力转移到如何改变这种引起情绪的情境，同时接受你不能改变的。

☐　当遇到难以接受的情形和情绪时，你记得使用这项技能来替代暴食吗？

降低情感脆弱性/建立掌控感（第10章）： 这个缩写词（PLEASE）是为了帮助你记得治疗躯体疾病（treat **P**hysica**L** illness）疾病，平衡饮食（balance **E**ating），避免改变情绪的物质（avoid mood-**A**ltering substances），平衡睡眠（balance **S**leep），进行运动（get **E**xercise）。建立掌控感包括去做那些增加胜任感和自信心的事情。

☐　情感脆弱性会导致暴食，你记得去找那些能够降低情感脆弱性的方法了吗？

建立积极体验（避免逃避）（第11章）：许多暴食者的生活中存在不平衡，他们经历的不愉快或中性的事情比愉快或满意的事情要多。这一技能能帮你认识到优先考虑积极体验的重要性，并将其作为一种降低情绪心念和暴食的脆弱性的方法。

你通过以下方式练习这个技能了吗？

☐　每天增加愉快的活动的频率？

☐　致力于你的长期目标？

☐　处理你当前的关系，为你觉得有害的关系设定界限，以及主动建立新的关系？

☐　通过阻止自己使用逃避和暴食来避免处理生活问题，来"避免逃避"？

觉察积极情绪（第11章）：这个技能是当你出现了积极情绪时，把注意力集中（以及重新集中）到这些情绪上，而不是让会削弱这些情绪的次要反应（例如担心、内疚、自我批评等）转移注意力。

☐　你记得练习这个技能，以便自己能在生活中尽可能多地体验愉快事件，并因此降低你对痛苦情感和暴食的脆弱性吗？

浅笑（第12章）：这个技能的目的是通过改变你外在的面部表情来促进你内心对现实的接受。用完全放松面部肌肉，嘴唇微微上翘（平静、不紧张、浅浅的微笑），来改变传递给大脑的信息。

☐　你是否在你无法控制的事情上，至少某些时刻（例如：堵车、排长队），使用了这个强大的技能来增加你对现实的接受程度并因此减少暴食冲动？

危机生存技能（第12章）：这些技能旨在帮助你在其他技能"消失"的时候来忍受痛苦的事件和情绪。它们不是用来解决问题的。相反，他们帮助你获得暂时的缓解，使你度过危机或紧急情况，而不使事情变得更糟。

为了帮助自己度过或大或小的危机而不转向食物，你是否练习了以下的危机生存技能？

☐　转移注意力（例如：在紧张的情形下用一些如运动或热水澡的方法来支持自己）以便在你有机会的时候来有效应对？

☐　自我安抚，也就是利用五种感官滋养或安慰自己了吗？

☐　思考利弊，或深入思考忍受痛苦以及暴食各自的优点和缺点了吗？

提前应对（第13章）：这个技能包括在脑海中尽可能具体地演练，你将如何运用你的技能来应对即将到来的困难情况。使用这一技能可以帮助你增加这样的可能性，当真正面对这种情况时，你将知道如何巧妙地应对。

☐　你有使用这个强大的技能，对你实际要说的和要做的细节进行排练，来降低转向暴食的可能性吗？

练习 2 ｜ 你打算更经常使用的技能

通读第 218 ～ 221 页上这个课程教授的技能清单。有没有什么技能对你来说特别突出，你打算更经常地使用？如果对技能更深入的描述会有帮助的话，回到讨论这个技能的章节。

在下面的空白处，列出你最想要更频繁使用的三个技能

1. ....
2. ....
3. ....

凯特写道：

1. 浅笑
2. 冲动冲浪
3. 专注于当下的一件事

评估你的进展

练习 3 ｜ 绘制从完成第 7 章至今的暴食次数图

a. **收集你已经完成的日记卡，来回顾自己从中途至今停止暴食的进展（第 7 章）。数一数，你完成第 7 章之后开始的暴食次数，在下面列出你每周的暴食次数（如果有的话）。**

为了和你在第 7 章练习 2 中计算暴食次数的方法一致，你可以计算每周大暴食的总次数或者大暴食加上小暴食的总次数。如果有几天你没有填写日记卡，就猜一个最可能的数字。

像在第 7 章那样，我们假设你大约每周读一章，那么现在你应该到达了本课程的第 13 周左右。如果不是这样，那就写你实际的周数。例如，凯特（参照第 223 页她的进展评估）在第 10 周开始了她的中期评估，现在她进行到了第 17 周。

第 8 周 ....　　　第　周 ....

第 9 周 ....　　　第　周 ....

第10周		第　　周 ....
第11周		第　　周 ....
第12周		第　　周 ....
第13周		第　　周 ....
第　　周		第　　周 ....

凯特写道：

第10周 ___0___		第17周 ___0___
第11周 ___0___		第　　周 ....
第12周 ___I___		第　　周 ....
第13周 ___0___		第　　周 ....
第14周 ___0___		第　　周 ....
第15周 ___0___		第　　周 ....
第16周 ___0___		第　　周 ....

b.　在下图中的**纵轴上绘制暴食发作的次数**，就像你在第 7 章练习 2 中做过的一样。

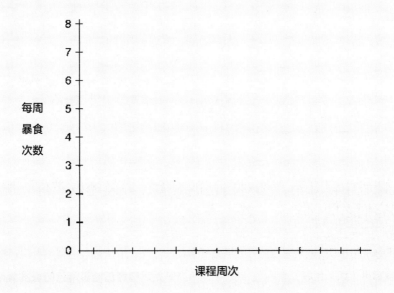

凯特绘制：

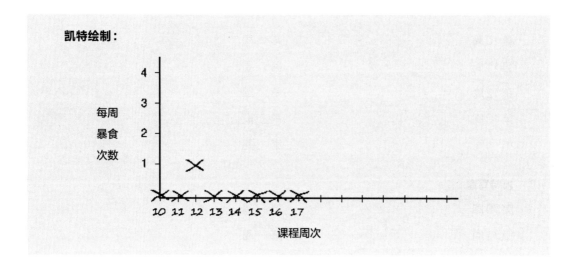

练习4 | 描述你的暴食趋势随时间的变化

现在，看看图表或者你写下的数字，描述你观察到的任何趋势。你的暴食次数有减少吗？有增加吗？不断起伏地增加或减少？还是暴食次数始终一样？

凯特写道：

当我进行到第七章的中间点时，意识到我没有像刚开始那样投入到这个课程中去，而我的暴食次数也证实了这个观察。之后我感到更有动力了，做出了一些调整以便于自己有更多的时间来阅读和做练习及家庭作业。从那时起，我的暴食次数再次减少了，最终停止了，并且一直没有发生。我也真的从这个课程的后半部分中学到的新技能里收获了很多。

练习5 | 从课程中段开始，你对自己的暴食，以及诱发事件、脆弱性和它们之间的联系了解了多少？

回顾一下你从第8章开始填写过的行为链分析表。

a. 典型诱发事件（如：聚餐、争吵）。列出从第8章开始后**你经历的最常见的诱发事件**。如果你完成了第7章的练习5，你的典型诱发事件是改变了，还是你依然在那些事件中挣扎？在下面写下你的答案。

凯特写道：

　　我的主要诱发事件依然是我在第7章写下的那些事件——请客之后留下剩菜。但现在这已经很少引发暴食了。只有一次，是在第10周的时候，前一天我没有睡好。我那天把几乎所有的剩菜都送给了客人们，但我还是轻微地暴食了本来打算留到明天吃的剩菜。我没有让我的丈夫帮忙收拾，因为他那天也很累，而且那天我们相处得也不太好。我也没有练习冲动冲浪或正念进食。现在回想起来，如果那天我没有收拾剩饭菜而是直接上床睡觉，我可能会做得更好。我觉得我当时太脆弱了。

　　我之前在第7章写的诱发事件，照镜子，不再导致暴食了。现在当我照镜子的时候，我能够采取不评判的立场和全然接受我的情绪来更有效地应对我的羞耻感，这让我感觉很好。这对我来说不再那么强烈了。

　　有些出乎意料的是，我丈夫对我的回避也不再是一个诱发事件了，因为我们的交流越来越多而且更加直接了。不过我们交流更频繁直接的后果是我们之间的争吵也更多了。

b.　**典型的脆弱因素**（如：过度劳累、饮酒、压力）。列出你典型的脆弱因素。你在第10章制定的计划帮助你更有效地解决了这些问题了吗？如果没有，你打算怎么修改它？

凯特写道：

就像我之前提到的，我确实意识到缺乏睡眠会使我情绪心念的脆弱性大大增加。但同时，我也几乎一直按照我增加睡眠时间的计划行动——也少喝咖啡。所以，虽然它们依然是脆弱因素，它们也不再出现得那么频繁了。但是当它们出现的时候，依然是问题。在我写下这些的时候，我还记得请客的那天我喝了太多咖啡了，因为我感到太累了。在我有很多事情要做的日子里，比如要请客的时候，我就格外脆弱。对于这种情况，我的计划是更多地觉察并不断使用降低脆弱性的表格。我想我的脆弱性一直"潜伏"在我身边，只有在我回过头去想的时候，才能发现它。如果我能提前意识到，我可能会更能使用合适的技能来应对这种情境，或者离开太具诱惑性的处境。

c. **关键的功能失调性链接**（例如：感到焦虑，并且想"如果不吃点东西我真的会受不了"，对"我有权利这么做"的念头感到愤怒，对"我知道技能就在那里，但是我就是不想用"的念头的不知所措，和/或对"搞什么鬼？我干嘛要尝试？"的念头感到丧气）。你的**关键的功能失调性链接**是什么？它们和你在课程前半部分发现的那些链接有不同吗？在下面的空白处描述。

<hr>

<hr>

<hr>

<hr>

凯特写道：

过去我的关键的功能失调性链接和我对自己强烈的羞耻感有关。而现在，这些链接和我受到的不公平待遇更有关系，尤其是当这些不公来自我的丈夫。正如我所说的那样，我们交流得更多，但争吵也更多。这使得我对自己的婚姻能否继续走下去感到更加焦虑。但是我很高兴我并没有用暴食来回应这些情绪。我尝试着让自己活在当下，保持真实。

规划未来

提前应对防止暴食

我们要教的最后一项技能是"提前应对"，这是一种强大的工具，它让我们在情绪紧张的情况出现之前提前演练一个计划，这样你就能在之后熟练地应对。使提前应对有效的一个关键是以一种特定的方式来使用视觉意象，这是一个从运动心理学中借鉴的方法。例如，要想有效地提高篮球罚球的质量，运动员必须想象自己手中拿着篮球，将篮球圈视觉化，然后想象将球从手中抛向篮筐。如果运动员的想象是以站在看台上的观者的角度，或者从高处拍摄的人的视角来看自己投球，那么这种心理演练对于运动员的实际表现就没有相同的积极影响。因此，当你在心里演练提前应对的时候，想象自己就在自己的身体里，而不是想象你在看一场自己练习技能的电影。提前应对需要你真正地体验这些行动。

如果你想要提前演练如何应对那些会诱发暴食的情境，例如你在第 5 章里描述的那些情境，可以使用提前应对技能。通过运用这项技能，你可以想象自己正面对着和过去一样的困境，但这一次你会转向技能而不是食物。练习提前应对技能可以让你在应对困境时更加自主和熟练，这样，真正面对你演练过的情境时，你就能够避免暴食。心理演练确实和身体训练一样有效。

　　我们想强调，我们在这个课程中教授的方法是让你成为自己的 DBT 教练。这个课程包括一些技能，比如行为链分析，能够帮助你更有效地反思你的暴食行为。如果你有过一次暴食，不要感到沮丧和放弃，我们希望你已经学会了采取不评判的立场，并且通过识别导致困难的模式变得更强大。了解是什么让你变得脆弱，是什么引发了你的情绪，能够让你有机会用技能来代替问题行为，比如提前应对，这样你就不会一直重复过去的模式。

练习6 ｜ 练习提前应对

　　第1步：练习提前应对，你要想象一个未来可能会增加你暴食风险的情境，这种情境可能是一个真实的、即将到来的场景（比如，你被邀请参加一个聚会），或者你有可能要面对的场景（基于过去的经验），比如你在练习5中列出的诱发事件。提前准备好应对这些情境对你是有益的。

情境（描述）：

_____

_____

_____

_____

_____

_____

凯特写道：

　　我想请客在未来对我来说会是一个很困难的情境，就像最近一次一样。我和我的丈夫都很累，而且可能因为关系不那么好，所以请客之后让他去收拾我会感到不太舒服。虽然之前我写过，在这个时候我应该直接去睡觉，但这并不完全现实。会有一些食物要清理掉，这样才不会招蚂蚁，我们的宠物也不会跑来吃。即使我能够把绝大多数食物打包，让客人带走，但是打包时看着剩菜也会让我感到难以抵制的诱惑。

第2步：识别你将会体验到的情绪，以及任何想要暴食或转向问题行为的冲动。写得越具体越好。

凯特写道：

如果我在收拾，而我的丈夫正闲着并准备上床睡觉，我就会对他产生不满。我甚至可能会担心他不够爱我，以至于他不想帮我——因为我不配，不值得他来帮忙。体验到不满和羞耻的混合情绪之后，我可能会有强烈的暴食冲动。除了这些情绪，我可能也会体验到我请客之后经常感到的失落。我会想念房子里挤满了人，每个人都在谈话时的兴奋感，不知道大家都离开之后怎样让自己平静下来。我可能会感到身体不舒服，可能是兴奋，尽管我那时会很累。我会有一种暴食剩菜的冲动，我知道暴食会让我平静下来，至少是暂时平静下来，这也会把我的注意力从我对丈夫的不满和焦虑，我对请客结束后自己收拾的孤独和失落中分散出来。

第3步：想象使用提前应对技能，来练习一项或几项你认为能够帮助你准备好来应对这种情绪和相关冲动的技能。仔细观察你练习使用这些技能的细节。在你这么做的时候，观察有没有出现什么障碍。如果出现了，克服这些障碍继续练习。在下面描述你练习这项技能的过程。

凯特写道：

这么做很有趣。我知道这很有用，但很难坚持下去。我的注意力有时会分散，我要不断地把自己带回来。有时候我发现自己在观察自己。当我把这个场景想象成一个电子游戏，在游戏里你可以选择使用第一视角（用她的眼睛来看世界，但她看不到自己），或者观看全景，就像鸟瞰图一样，有些帮助。我一直感到想要像看电影一样观察这个聚会，而不是在练习技能，练习从我自己的角度看。

我开始把目光放在客人身上，在他们离开时道别。然后我马上练习腹式呼吸来放缓自己。呼吸的同时，我开始练习效果优先，我发现自己正专注于我的目标，也就是收拾的时候不去暴食。我继续呼吸，然后练习采取不评判的立场。之前我会假设我的丈夫觉得我不值得被爱或者不想要帮助我，通过不评判我自己或自己的处境，我注意到我更愿意去想一些和这种假设不同的其他可能性了。在这个想象中，我发现我会努力回忆是不是自己也许告诉过他我一个人来收拾。

如果我坚持练习用这些技能来提前应对，我想我不会走到觉得自己一无是处以至于我的情绪心念告诉自己除了暴食别无选择的地步。这会打破那个链接。

为了更好地做准备，我练习了提前应对身处厨房的情境。我收拾剩菜的时候，会依然感到想要暴食的冲动，即使之前已经练习了腹式呼吸和效果优先。我想象使用强烈的感觉刺激来转移注意力的危机生存技能——想象在厨房旁边的浴室拿一块热毛巾敷在脸上。这会让我有时间来找到智慧心念。我将练习效果优先，找到我的丈夫，告诉他如果他能帮我一起收拾我会很感激。

对于那种兴奋的感觉，我想象自己使用自我安抚技能，并给自己泡杯茶。我会检查自己是否还有任何暴食的冲动，好使自己完全平静下来。如果我感受到了冲动，我想象去做提前应对中使用热毛巾的计划，这样我就能足够冷静集中注意力来保持效果优先，并让我的丈夫来帮忙。

安吉拉的提前应对练习

安吉拉告诉我们，她注意到度假后和丈夫孩子们一起旅行回来的时候的暴食模式。为了帮助自己打破这种模式，她使用了练习 6 来练习提前应对。在第 1 步中，她选择的情境是三周后从计划好的一周假期回到工作中的情形。

第 2 步中，她发现她的情绪是易怒、烦躁，和对大部分事情（例如：收拾手提箱、洗衣服、照顾宠物、做饭、开始准备第二天上班和上学的事情）总是落在她头上的不满。除了识别自己的情绪外，她还确认了一些典型的脆弱因素——感觉疲劳、时差反应以及自己对在度假期间与家人的一两次不开心感到受伤和失望。就她的冲动而言，她通常体验到想要暴食"在机场买来的、孩子们在旅行中没有吃完的糖果"。

在第 3 步中，安吉拉运用提前应对的技能，生动形象地想象自己和家人一起在机场降落，开车回家，然后把行李箱从车上卸下，放进家里。她想象着练习浅笑的样子，并注意到，当她这样做的时候，她觉得自己对假期结束这一现实更加开放和接受。她也想象自己使用腹式呼吸。这两种技能都帮助她平静下来，她吃糖果的欲望也随之降低。然而，当她继续收拾衣服和做其他家务的时候，她想象自己感到不满，并体验到越来越强烈的欲望，想要用糖果"款待"自己。她想象着练习冲动冲浪（这是她最喜欢的技能之一）直到这种冲动消失。然后，她想象着继续做家务，并注意到不满又回来了，又有了暴食糖果的冲动。她练习从她的智慧心念中寻求指导。在她想象的过程中，她的智慧心念建议她辩证地思考。安吉拉练习接受她想要休息并暴食糖果的欲望，也接受停止暴食的承诺以及让自己早上自我感觉良好对她是多么重要。这感觉有帮助。她想象着再次咨询自己的智慧心念，而智慧心念告诉自己去休息一下，与家人一起吃饭，同时练习正念进食。然后安吉拉练习通过小睡一会来降低她对情绪心念的脆弱性，这样她就不会太累。她还想象通过在醒来后与丈夫做一项愉快的活动（看一个两人都喜欢的电视节目）来积累积极情绪。在安吉拉全神贯注地想象着允许自己去享受这一愉快时刻的时候，她深深地吸了一口气，把注意力完全集中在她的快乐情绪上，如果因内疚或担心而分心，她就会重新集中注意力。她感到很平静，又做了几次深呼吸，结束了提前应对的练习。

你不仅可以在过去自己感到困难的情境时使用提前应对，还可以想象不知道要用哪种技能最有效的新的情境。提前应对可以让你想象未来的情境，包括尝试不同技能的不同场景。这样你就能尽可能地做好准备。你可以想象练习一项技能，然后，如果不奏效，你可以想象自己再尝试另一项技能。你会发现，想象自己处于冲动太过强烈以至于你什么技能都不想用的情形是很有帮助的——然后想象什么技能可能在这一情境下有用（例如：让你的 8 厘米 ×13 厘米卡片提醒你要停止暴食的首要原因，或者一段你录下的关于暴食如何影响你价值观的录音，拿出思考利弊的作业单，看看你的首选危机生存技能列表）。正如我们所提到的，提前应对，也就是想象自己在练习这些技能，会让你更有可能在实际情况下，自发地坚持到底。

如果你又开始暴食（或者你的暴食严重恶化）

我们现在想让你使用提前应对的技能来计划，如果你再次开始暴食（或者，如果你还没有完全停止暴食，及如果你的暴食严重恶化），你将如何防止自己复发。这听起来像是一个奇怪的"计划"。但记住辩证思维的技能。你可以承诺完全不暴食，但同时也可以有一个计划来应对万一你又暴食的情况。

然而，首先我们想要声明，轻微的过失（或失误），也就是偶尔一次暴食，和复发，也就是完全恢复暴食之间有很大区别。

如果你偶尔一次暴食，一个简单的提前应对计划的例子就是想象你将会使用观察、采取不评判的立场、效果优先的技能写出对事件的行为链分析。这将使你明白是什么导致了暴食，为你建立一个防止因为感觉停止不前，丧失信心，而将一次失误演变成复发的计划提供指南。行为链分析将包括确定你可以使用的技能，这样，当你面对相似的诱发事件和链接时，你可以采取不同的行动，打破导致暴食的链接。你还可以使用行为链分析来识别和解决你的脆弱因素。你的计划可能还包括重读这本书（或某一章节，如第 2

章或第 7 章），和 / 或开始定期填写日记卡和行为链分析表。

练习 7 要求你制定自己的提前应对计划。如果你觉得这有帮助，你可以在写之前看看莱蒂西亚和约翰的提前应对计划的例子（参见第 233 ～ 235 页）。

练习 7 | **如果你又开始暴食（或者你的暴食严重恶化），制定提前应对的计划**

你将如何有效地应对未来的暴食（或其他问题行为的恶化），以使你不会因为感到停滞不前，继而从一次失误演变成复发？使用提前应对技能来描述你将使用的特定技能（提示：不要忘记采取不评判的立场！）来帮助你回到正轨，并在未来继续保持。在下面写下你的计划。

莱蒂西亚对于她的暴食卷土重来的提前应对计划

好吧，它已经发生了。我本来是抱着最好的打算的，但是事态有一点点下滑，我又开始暴食了。重要的事先做。我需要提醒自己，苛刻的评判对我没有帮助。为过去的暴食而感到难过从来没有帮到过我而这一次也不会。我还需要记住，我学到的所有停止暴食的技能并没有消失。它们还在，它们可能因没被使用而沾了些灰尘。我只需要制定一个计划，来重新开始阅读这个课程（每周一章），回顾所有的内容。不过，我需要立即开始对我的暴食进行行为链分析，并利用我所学到的所有技能，找出中断它们的方法。我也需要记住，一次过失并不等于复发。

当我第一次参与这个课程的时候，我发现辩证思维、冲动冲浪和觉察我当下的情绪是非常有用的。我想要开始使用这些技能，特别是当我再次回顾这个课程时。还有，我差点忘了，承诺！！！把承诺写在卡片上，放在我的钱包里，无论我走到哪里，都随身携带着，这对我很有帮助。我马上就去。记住，对自己好一点，莱蒂西亚。正是这些评判常常把一次暴食转变为多次暴食。所以，善待自己，从这场暴食中学习，继续前行！

约翰对于他的暴食卷土重来的提前应对计划

如果我开始在饮食上有困难，我会需要花时间检查我是否已经停止使用技能，或者我是否需要复习，事实上我已经停止使用一些我其实需要重新开始使用的技能了。

1. 我想象着自己把日记卡复印下来，放在床边，提醒自己每天都要填写。然后我想象自己每天都把它们填满，直到我开始觉得自己重新掌控了局面。

2. 我想象自己在看第 1 章中的 DBT 情绪调节模型。从大局来看，我问自己，如果不吃东西，我很难控制什么情绪？我猜其中一个可能是我对自己的批评／评判诱发的羞耻感。我将使用的技能是全然接受和采取不评判的立场。我提醒自己，我的目标是觉察到这些感受。我不需要让他们消失。我可以只注意到它们，而不去改变它们。这对我很有帮助，就像我想象自己如何对待别人一样，我不会这么挑剔，会认可他们有权利那样感受。

3. 我要忍受的另一种不舒服的情绪是我的渴望，多么想要某样东西的感觉。我很难剥夺自己，尤其是当我觉得自己应该得到食物作为奖励的时候，比如在一天漫长的工作加商务晚餐之后。我将使用正念进食的技能，我也可以通过平衡饮食来降低我的脆弱性，这样我就可以按时按点吃东西，而不是像现在那样忙的时候不吃午饭。我也可以练习觉察当下的情绪来帮助自己，比如把我的情绪看做是自身之外的某样东西，像河流，而我坐在岸边。这对于容忍我的情绪，包括渴望，很有帮助，使我不会有强烈的冲动去转向食物来处理这些情绪。我还可以使用我在这个课程中学到的其他技能。

4. 最后，我需要考虑我生活的大局，我想要什么，我有权利得到什么。感到自我尊重比暂时沉溺于过量的食物更令人满足。当我为这个课程腾出时间时，我充满了希望也更快乐，我可以重新回到那里！

继续过你想要的生活的障碍

我们经常发现，当人们开始在这个课程中使用技能时，他们的整体生活质量得到了提高。不过，有时他们也会发现其他需要解决的问题。这部分要求你思考继续建立你想要的生活的潜在障碍。

练习 8 │ 继续过你想要的生活的障碍

在下面列出继续**为自己建立一个满足的，有收获的生活**的任何障碍。

凯特写道：

自从我停止暴食以来，我感觉自己有了更强大的自尊，我注意到我对我的丈夫感到非常愤怒。虽然我对自己和自己的外表感觉好多了，但我的愤怒影响了我对他感到亲近的能力。我更喜欢社交了，并和那些能够滋养我的艺术才能的人建立关系，但我知道，为了真正过上我想要的生活，我仍然需要努力改善我的婚姻。我要去找我丈夫，建议夫妻治疗，看看我们能不能解决婚姻中的一些问题。

常见问题

问：现在课程结束了，我还需要继续完成每周的日记卡和行为链分析表吗？

答：事实上，这完全取决于你自己。最重要的是，你能够经常被提醒去使用你的技能，而不是转向食物。如果每天填写日记卡和/或定期完成行为链分析到目前为止是有帮助的，那么继续这些练习是有意义的。

问：我应该继续练习所有的技能吗？或者仅仅是练习其中的一部分？如果我使用这些技能已经完全自动化了，我还需要去"练习"它们吗？

答：是否需要继续练习部分或全部技能是另一个由你决定的选择。不过在我们的经验中，停止使用这些技能的人更有可能回到他们看待、体验和存在于世界的旧方式，通常，结果就是暴食。

这个课程实际上是教你一种新的存在于和回应世界的方式。我们希望你能运用所学到的技能来帮助你继续以这种新的方式生活。我们希望你已经看到，你越是让这些技能成为生活的一部分，你就越能够熟练地使用它们。但是，使用它们，而不是转向食物，仍然需要努力。我们希望你同意，从长远来看，使用这些技能的努力是非常值得的。

总结

这一章的总体目的是让你有机会回顾你在整个课程中的进展。我们回顾了这个课程教授方法背后的基本原理，并强调了继续练习技能的重要性。然后，我们要求你回顾在停止暴食方面学到的技能和目前取得的进步。我们还要求你回顾那些让你容易暴食的情境以及你打算如何应对。这包括教会你如何提前应对，当担心自己可能会进入一个让你有暴食风险的情境时，你可以使用这个技能。提前应对可以让你在心理上演练运用技能，这样在面对实际情况时，你就更有可能会自动转向这些技能。这一章的最后一节集中在展望未来。我们要求你使用提前应对的技能制定一个计划，这样如果你的暴食卷土重来或次数增加的话，你就能够解决它。然后我们要求你找出任何你继续为自己建立一个满足而有收获的生活的障碍。

家庭作业
记得在你完成每一个家庭作业之后勾选。

家庭作业练习 13-A ｜ 对未来的承诺

我们希望你已经了解了做出承诺的力量，现在你将决定做出新的承诺——不去暴食，并在将来继续使用这个课程和你的技能。花点时间，来决定你是否愿意做出这样的承诺。如果你不确定，你可能需要回顾一下承诺和不承诺的利弊。

在下面的空白处写下你的承诺。

未来不再暴食，而是使用这项课程的技能的承诺。

....

....

....

....

....

....

□　我再次做出未来不再暴食，并使用这个课程的承诺。

□　我要记住去倾听我的智慧心念，使我的价值得到最大的实现！

恭喜你!

恭喜你完成了这个课程，也恭喜你承诺不再暴食，过上更充实的生活——在这样的生活中，你会觉得自己更有能力去发挥自己的潜力，在没有暴食或其他问题行为导致的麻木和了无生气的阴影下，体验自己和这个世界的丰富多彩。我们真诚地希望你能拥有尽可能高的生活质量。通过完成这个课程，你展现了对更美好的未来的承诺和决心，这个世界对你来说充满了可能性。

附录

这门课程的研究基础是什么？

到目前为止，五项 DBT 的临床试验研究为这个课程奠定了基础。第一个研究由 Telch 和他的同事（2000 年）开展，研究对象为患有暴食症的女性。她们接受了经过培训的治疗师每周进行的 DBT 团体治疗。这个小规模试验获得了很不错的结果，11 名参与者中，82% 的人在研究结束时停止暴食，70% 的人在 6 个月后依然能够保持。另一项规模更大的研究（Telch，Agras，Linehan，2001 年）中，44 名暴食症女性随机接受 DBT 团体治疗或进入候补名单控制组。在研究结束时，89% 接受 DBT 治疗的人停止了暴食，相比之下，候补名单中只有 12% 停止暴食。6 个月后，56% 接受过 DBT 治疗的人仍维持了不暴食。

2001 年，Sager，Telch 和 Agras（2001 年）比较了一位经过培训的治疗师对 31 名神经性贪食症患者的 20 次 DBT 个体治疗与候补名单控制组的结果。那些接受了 DBT 治疗的患者的暴食次数从治疗前 27 次 / 月减少到治疗后的 1.5 次 / 月，清除次数从 40 次 / 月减少到 1 次 / 月。然而，候补名单的患者在暴食和清除上没有出现显著性减少。

2010 年的一项更大规模的研究，包括了 101 名患有暴食症的男性和女性，比较了经过培训的治疗师进行的 20 次的 DBT 团体治疗，与旨在提高自尊和自我效能的对照治疗（Safer，Robinson，Jo，2010 年）。在治疗结束时，DBT 团体的患者更有可能停止暴食（64% 比 36%）。遗憾的是，12 个月的调查结果由于对照组成员随访高脱落率而难以直接比较，对照组出现了 24% 的数据缺失，而 DBT 组的脱落率只有 2%。在治疗结束后的 12 个月，64% 的 DBT 团体保持不暴食，而对照组的比例为 43%。

前面的研究表明，由经过培训的治疗师进行的针对暴食症和神经性贪食症的 DBT 是一种有效的治疗方法。这本书中的课程是在几年的过程中发展而成的。为了扩大 DBT 的适用性，我们改编了之前研究中使用的治疗手册。我们没有把它设计成给治疗师和患者一起使用的书籍（Safer，Telch，Chen，2009 年），而是把它写成了可以给个人，包括你，可以自己或在治疗师指导下使用的一本书。

　　我们在 2013 年的一项研究中测试了这项课程（Masson，von Ranson，Wallace，Safer，2013 年），研究包含了 60 名患有暴食症的男性和女性。他们要么接受指导式自助，要么进入候补名单对照。指导式自助包括一本手册，被称为工具箱，是本书的基础。参与者还可以选择与治疗师进行 6 次 20 分钟的电话交谈，治疗师可以回答他们关于如何使用手册的任何问题。13 周后，50% 接受并完成了整个 DBT 指导式自助工具箱的患者，完全停止了暴食（Masson，2012 年）。对于那些开始 DBT 指导式自助工具箱但没有完成整个课程的患者，40% 的人在 13 周后完全停止了暴食。相比之下，在等待了 13 周的患者中，只有 3% 的人停止了暴食（Masson 等，2013 年）。6 个月后，在 13 周时停止暴食的 DBT 患者中，75% 保持没有暴食。即使没有完全停止暴食的 DBT 患者暴食次数也显著减少。这些令人欣喜的结果表明，这个课程是一个有效的暴食治疗方案。

　　最近一项基金研究课题（Carter-Major，Heath，Adler，Secure，2016 年）使我们得以扩大之前的指导式自助研究。这项新研究正在比较那些接受 DBT 课程（不论是指导式自助还是单纯的自助）的暴食症患者和接受非 DBT 治疗（针对暴食的慈悲聚焦疗法）的暴食症患者的结果。

参考资料

[1]　Carter-Major J., Heath O., Adler S., Safer D. L. (2016). A randomized controlled study of a dialectical behavior therapy guided self-help intervention for binge eating disorder. Study funded by the Newfoundland and Labrador Centre for Applied Health Research.

[2]　Masson P. C. (2012). A randomized wait-list controlled trial of dialectical behaviour therapy guided self-help for recurrent binge eating: A pilot study. Unpublished doctoral dissertation.

[3]　Masson P. C., von Ranson K. M., Wallace L. M., Safer D. L. (2013). A randomized wait-list controlled pilot study of dialectical behaviour therapy guided self-help for binge eating disorder. Behaviour Research and Therapy, 51(11), 723–728.

[4]　Safer D. L., Robinson A. H., Jo B. (2010). Outcome from a randomized controlled trial of group therapy for binge eating disorder: Comparing dialectical behavior therapy adapted for binge eating to an active comparison group therapy. Behavior Therapy, 41,

106-120.

[5] Safer D. L., Telch C. F., Agras W. (2001). Dialectical behavior therapy for bulimia nervosa. American Journal of Psychiatry, 158, 632-634.

[6] Safer D. L., Telch C. F., Chen E. Y. (2009). Dialectical behavior therapy for binge eating and bulimia. New York: Guilford Press.

[7] Telch C. F., Agras W. S., Linehan M. M. (2000). Group dialectical behavior therapy for binge eating disorder: A preliminary, uncontrolled trial. Behavior Therapy,31, 569-582.

[8] Telch C. F., Agras W., Linehan M. M. (2001). Dialectical behavior therapy for binge eating disorder. Journal of Consulting and Clinical Psychology, 69, 1061-1065.